DR. MED. CARSTEN LEKUTAT

HALB-WAHRHEITEN DER MEDIZIN

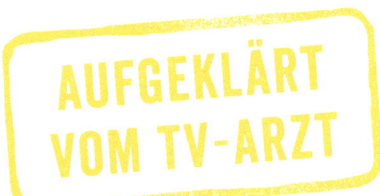

AUFGEKLÄRT VOM TV-ARZT

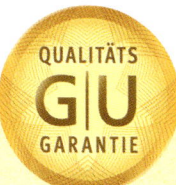

DIE GU-QUALITÄTS-GARANTIE

Wir möchten Ihnen mit den Informationen und Anregungen in diesem Buch das Leben erleichtern und Sie inspirieren, Neues auszuprobieren. Bei jedem unserer Produkte achten wir auf Aktualität und stellen höchste Ansprüche an Inhalt, Optik und Ausstattung. Alle Informationen werden von unseren Autoren und unserer Fachredaktion sorgfältig ausgewählt und mehrfach geprüft. Deshalb bieten wir Ihnen eine 100 %ige Qualitätsgarantie.

Darauf können Sie sich verlassen:
Wir legen Wert darauf, dass unsere Gesundheits- und Lebenshilfebücher ganzheitlichen Rat geben. Wir garantieren, dass:

- alle Übungen und Anleitungen in der Praxis geprüft und
- unsere Autoren echte Experten mit langjähriger Erfahrung sind.

Wir möchten für Sie immer besser werden:
Sollten wir mit diesem Buch Ihre Erwartungen nicht erfüllen, lassen Sie es uns bitte wissen! Nehmen Sie einfach Kontakt zu unserem Leserservice auf. Sie erhalten von uns kostenlos einen Ratgeber zum gleichen oder ähnlichen Thema. Die Kontaktdaten unseres Leserservice finden Sie am Ende dieses Buches.

GRÄFE UND UNZER VERLAG
Der erste Ratgeberverlag – seit 1722.

INHALT

Essen
und Trinken

Körper
und Organe

Weisheiten rund
um Krankheiten

»SO MANCHE WAHRHEIT GING VON EINEM IRRTUM AUS.«

MARIE VON EBNER-ESCHENBACH (1830–1916)

STECKT IN JEDEM MYTHOS EIN STÜCKCHEN WAHRHEIT?

Stundenlang habe ich als Kind unter der Bettdecke gelegen und nachts im Schein meiner Taschenlampe gelesen – natürlich heimlich. Meine Eltern sollten davon nichts wissen. Wusste ich doch, dass ich mir meine Augen verderbe, wenn ich im Halbdunkel lese.

Jeder von uns kennt sie: die Alltagsweisheiten über unseren Körper. Einige von ihnen sind so absurd, dass man sie sofort entlarvt. An andere hingegen glauben wir unser Leben lang. Über einige können wir lachen, vor anderen fürchten wir uns. Dieses Buch will Antworten geben, wird aber auch Fragen aufwerfen. Medizin ändert sich im Laufe der Zeit, das Wissen wächst. Die heutige Vorstellung, wie unsere Welt aufgebaut ist, ist nicht vergleichbar mit der Anschauung unserer Großeltern. Deshalb dieses Buch. Medizinische Alltagswahrheiten – aufgeklärt.

Ich wünsche diesem Buch, dass viele Menschen es heimlich unter der Bettdecke lesen!

DR. CARSTEN LEKUTAT

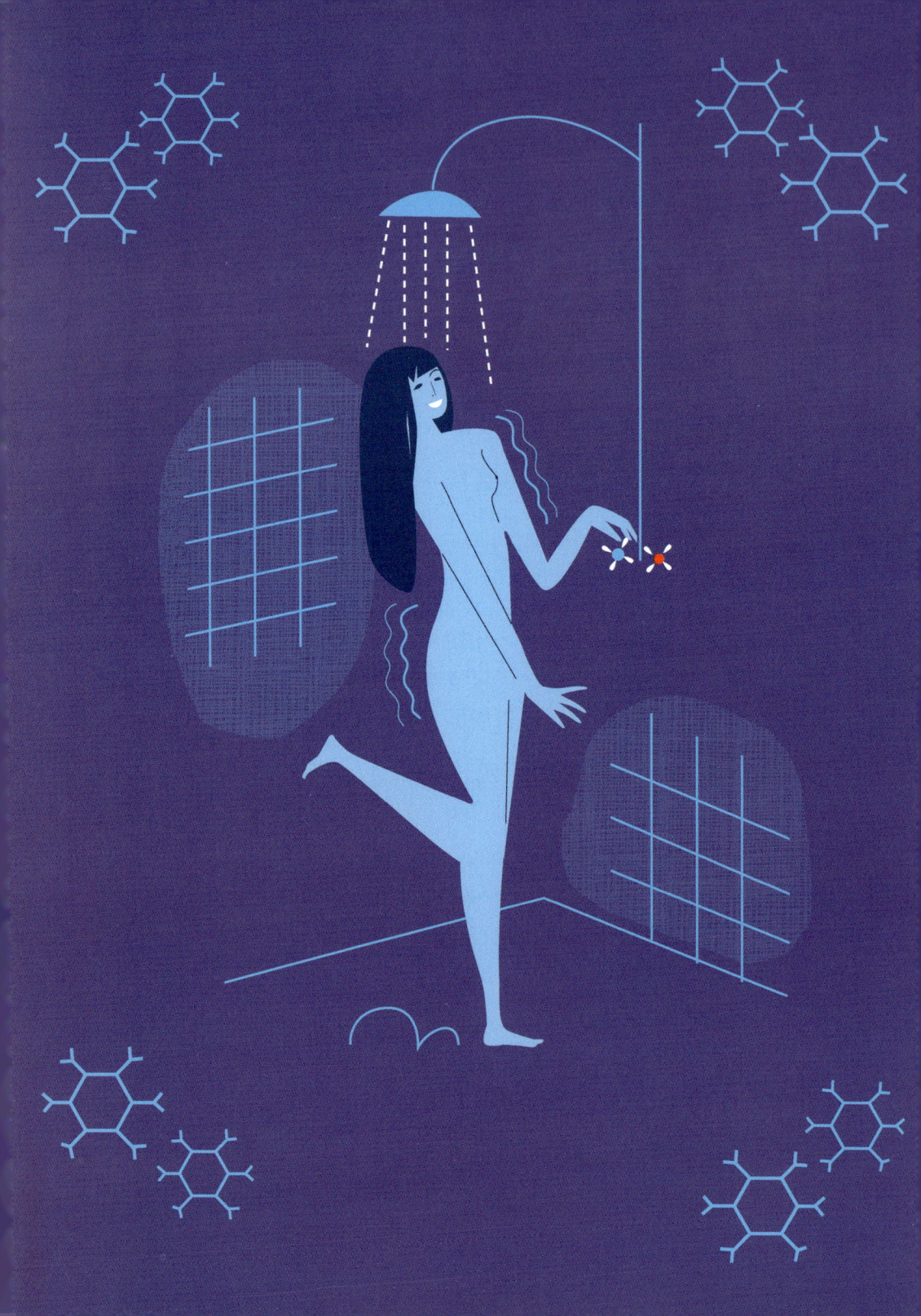

VORSORGEN

Was tun wir nicht alles, um gesund zu bleiben! Wir beginnen den Tag mit einer kalten Dusche, schlüpfen dann in unsere Sportsachen und laufen eine Stunde durch den Wald. Wir trinken wohltuendes Wasser und nehmen regelmäßig Nahrungsergänzungsmittel ein. Wir meiden Menschenansammlungen, um uns keine Erkältung einzufangen. Und wehe, unser Gegenüber wagt es zu niesen, ohne die Hand vor den Mund zu halten … Aber was ist dran an den Halbwahrheiten rund um das Thema Gesundbleiben? Das lesen Sie in diesem Kapitel – Sie werden überrascht sein.

KALTES DUSCHEN
HÄRTET AB

Meine Oma sagte immer: »Ein bisschen Hungern und ein bisschen Frieren, und du wirst hundert Jahre alt.« Mit dem Hungern habe ich es nicht so, aber das bisschen Frieren macht mir nichts aus. Vor allem nicht, wenn ich morgens aus der eiskalten Dusche steige und mir denke, was für ein harter Kerl ich doch bin. Aber stimmt es eigentlich wirklich, dass kaltes Duschen die Immunabwehr stärkt? Setze ich mich jeden Morgen zu Recht der Kälte aus, oder sollte ich mir ein Beispiel an meiner Frau nehmen, die lieber ausgiebig warm duscht und dabei immer ein fröhliches Lied auf den Lippen hat?

Warm oder kalt – oder gar beides

In der Tat gibt es Studien, die Wechselduschen und Sauna Abhärtungseffekte auf unsere Immunabwehr zuschreiben. In der Universitätsklinik Jena wurden Patienten mit chronischer Bronchitis mit Wasseranwendungen nach Kneipp behandelt. Über zehn Wochen dauerte die Kur, dann wurde die Immunabwehr der Lungenpatienten gemessen. Und die Anzahl der Lymphozyten, also der für die Krankheitsabwehr verantwortlichen Blutzellen, war tatsächlich um 13 Prozent gestiegen.

Was aber wahrscheinlich noch wichtiger für die Menschen war: Die Zahl der Infektionen ist ebenfalls gesunken – für chronisch Lungenkranke ein unschätzbarer Vorteil, kann doch jede Lungenentzündung tödlich enden. Was macht aber die Wirkung der Wechselduschen aus? Forscher glauben an einen Lerneffekt des Körpers, der sich den unterschiedlichen Temperaturen quasi als Training aussetzt. Wenn man unter der Dusche den Temperaturwechsel übt, dann kann der Körper im Laufe des Tages schneller auf unterschiedliche Temperaturen reagieren.

In unserer modernen Zeit haben wir kaum noch Möglichkeiten, auf Temperaturunterschiede unserer Umwelt zu reagieren. Wir wachen in unserer geheizten Wohnung auf, steigen in das Auto mit Klimaanlage, arbeiten im voll klimatisierten Büro, und sollte uns doch einmal der Wind um die Nase wehen, dann packen wir uns in thermoaktive Funktionswäsche. Aber wehe, wir sitzen in der überheizten U-Bahn inmitten schnupfnasiger Berufspendler und warten dann beim Umsteigen auf dem kalten und windigen U-Bahnhof. Dann erwischt uns eine Erkältung eiskalt, weil unser Körper nicht schnell genug auf die Temperaturschwankung reagieren kann.

WECHSELDUSCHEN – SO WIRD'S GEMACHT

Dann wohl doch lieber unter der wohligen Dusche den Wechsel zwischen warm und kalt üben. Aber wie übt man das am besten? Viele Menschen habe nahezu panische Angst vor kaltem Wasser. Deshalb erst mal eine positive Nachricht: Wer einmal mit Wechselduschen angefangen hat, will meistens gar nicht mehr damit aufhören. So belebend und erfrischend kann sich das anfühlen – wenn man es richtig macht. Häufig wird empfohlen, mit lauwarmen Wassergüssen der Beine anzufangen. Ein Guss ist ein schwerer Wasserstrahl, wie aus einem Gartenschlauch ohne Zerstäuber. Dieser schwere Strahl soll dann vom Knie abwärts auf die Unterschenkel gegossen werden. Man kann die Temperatur absenken und einen kühlen Strahl genießen – aber nicht zu lange,

> ## »DAS WASSER IST MEIN BESTER FREUND UND WIRD ES BLEIBEN, BIS ICH STERBE.«

SEBASTIAN ANTON KNEIPP | Entdecker der Wasserkur (1821–1897)

es darf kein Friergefühl aufkommen. Danach folgt wieder ein warmer Strahl. Diese Prozedur wird mehrmals wiederholt und mit einem kalten Guss beendet. Im Anschluss daran ist ausgiebiges Abtrocknen wichtig. Wer den Guss vom Knie abwärts beherrscht, kann sich langsam über den Oberschenkel bis hin zur Hüfte vorarbeiten. Diese Kneipp'schen Güsse eignen sich hervorragend, um das Venensystem der Beine zu trainieren und Krampfadern vorzubeugen.

KALT DUSCHEN FÜRS IMMUNSYSTEM

Zur Kräftigung des Immunsystems habe ich darüber hinaus eine besonders effektive Variante des kalten Duschens entdeckt. Ich habe sie die Gesundmacher-Methode genannt.

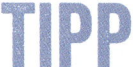

Die **Gesundmacher-Methode** der kalten Dusche

- Duschen Sie für etwa eine Minute mit der für Sie angenehmen warmen Temperatur. Befeuchten Sie auch Ihre Haare.
- Schalten Sie die Dusche aus, und schäumen Sie sich die Haare ein.
- Stellen Sie nun das Wasser etwas kälter. Es darf für den Anfang durchaus noch lauwarm sein, sollte aber eine kühlere Temperatur als die erste warme Dusche haben.
- Treten Sie nun unter den Strahl, und spülen Sie sich die Haare aus.
- Wenn das Shampoo komplett aus dem Haar ausgespült ist, schalten Sie die Dusche wieder aus.
- Seifen Sie nun den Körper ein.
- Stellen Sie die Wassertemperatur jetzt noch etwas kühler ein.
- Treten Sie dann erneut unter den Duschstrahl und duschen sie sich ab.
- Wenn keine Seife mehr auf dem Körper ist, schalten Sie die Dusche aus und trocknen sich gründlich ab.

Sie wirkt auf den gesamten Körper und ist auch von kältescheuen Menschen gut durchführbar. Aber Vorsicht: Wenn Sie an Herz-Kreislauf-Erkrankungen leiden, fragen Sie bitte zuerst Ihren Arzt, ob Sie diese Methode durchführen dürfen.

Bei der Gesundmacher-Methode können Sie Tag für Tag die kühlen Temperaturen leicht absenken. Die warme Temperatur zu Beginn des Duschens sollte allerdings nicht verändert werden. Dieses stufenweise Absenken der Temperatur und die Aktivität unter dem kühlen Strahl erleichtert es den meisten Menschen, die Kälte zu ertragen. Man steht nicht bewegungslos unter dem kühlen Nass und ist ihm ausgeliefert, sondern bewegt sich und reibt Kopf und Haut. Außerdem ermöglicht das langsame, über mehrere Tage fortgeführte Absenken der Wassertemperatur dem Körper eine schonende Anpassung an die neuen, noch ungewohnten Duschtemperaturen.

Ein angenehmer Nebeneffekt: Die Duschzeit verkürzt sich deutlich – man spart Geld und schützt die Umwelt.

Aber mit dem kalten Duschen ist es wie bei jedem Training: Man sollte über eine längere Zeit üben und darf auch nicht mehr damit aufhören, sonst verlernt der Körper die erworbenen Fähigkeiten wieder. Ihr Immunsystem wird es Ihnen danken.

AUFGEKLÄRT

Halbwahrheit

Halbwahrheit: Kaltes Duschen härtet ab

Aufklärung: stimmt

Erklärung: In der Tat konnten Forscher einen positiven Effekt von Wechselduschen auf das Immunsystem feststellen, die Anfälligkeit für Atemwegsinfekte konnte wirksam gesenkt werden. Die meisten Menschen, die regelmäßig kalt duschen, beschreiben einen belebenden und erfrischenden Effekt, und fast alle behaupten, sie seien weniger häufig krank.

NACH DEM ESSEN SOLLTE MAN SICH
DIE ZÄHNE PUTZEN

»Nach dem Essen das Zähneputzen nicht vergessen!« Wer kennt sie nicht, die Regel aus den Kindheitstagen. Wie häufig plagt mich heute noch das schlechte Gewissen, wenn ich tagsüber einen Snack zu mir nehme, aber keine Zahnbürste zur Hand habe. Schädige ich meine Zähne, wenn ich sie nicht gleich nach dem Essen reinige? Und werde ich also bald mit Zahnschmerzen beim Zahnarzt sitzen?

Gefährliche Säuren

Wer seine Zähne nicht richtig pflegt, riskiert, dass sie ihn nicht sein Leben lang begleiten werden. Weshalb ist die richtige Zahnpflege aber so wichtig? Sowohl in weichen als auch in harten Zahnbelägen befinden sich unzählige Bakterien, die Karies auslösen können. Diese Keime wandeln die Kohlenhydrate der Nahrung in aggressive Säuren um. Und die Säuren greifen den Zahn an und zerstören ihn.

ZUCKER IST NICHT GLEICH ZUCKER

Die verschiedenen Zuckerarten, die sich in unserem Essen und Trinken verstecken, sind übrigens unterschiedlich schädlich. Trauben-, Frucht- und Haushaltszucker führen am häufigsten zu Karies, da die Bakterien im Mund ihn schnell aufspalten können und dadurch die gefährlichen Säuren entstehen. Zuckerersatzstoffe wie Sorbit oder Xylit sind zwar ähnlich aufgebaut wie natürlicher Zucker, können aber von den Bakterien nur schlecht in Säuren umgewandelt werden. Das Karies-Risiko ist hier gering. Zuckerersatzstoffe wie Aspartam, Cyclamat oder Saccharin führen nicht zu Karies, da die Bakterien diese Stoffe überhaupt nicht spalten und somit auch nicht in Säuren umwandeln können.

MIT SPUCKE GEGEN BAKTERIEN

Eine natürliche Schutzfunktion des Körpers gegen die Bakterien ist der Speichel. Er reinigt die Zähne, indem er Reste von Nahrungsmitteln von der Oberfläche der Zähne abspült. Außerdem kann er die entstehende Säure der Kariesbakterien zum Teil neutralisieren und damit weitgehend unschädlich machen. Die obere Zahnschicht, der Zahnschmelz, bleibt so unbeschädigt.

Besonders wenn wir viele harte Lebensmittel, wie Vollkornbrot und Rohkost, essen und diese auch ausreichend kauen, produzieren wir viel Speichel. Diese Lebensmittel schützen also unsere Zähne vor Zahnbelag. Essen wir allerdings viele Süßigkeiten, wird wenig Speichel gebildet und den Karieserregern viel Zucker für ihre Vermehrung zur Verfügung gestellt – eine gefährliche Situation für unsere Zahngesundheit.

Der **optimale** Zahnputz-**Zeitpunkt**

Daher liegt es doch nahe, möglichst schnell nach dem Essen zur Zahnbürste zu greifen und die Essensreste von den Zähnen zu entfernen, oder? Das Problem ist aber, dass nicht nur die von den Bakterien gebildete Säure den Zahnschmelz angreift. Auch saure Stoffe aus unserer Nahrung zerstören Teile des Zahnes. Sie weichen den an sich harten

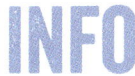

Hier entsteht **Karies**

Weiche Zahnbeläge kann man morgens selber mit der Zunge spüren. Das Zähneputzen am Morgen sorgt dann wieder für ein frisches Gefühl im Mund. An den Stellen, wo die Zahnbürste nicht gut hinkommt, etwa in Zahnfleischtaschen, in den Grübchen der Kauflächen und in den Zahnzwischenräumen, können sich Beläge verfestigen. Kariesbakterien haben hier leichtes Spiel.

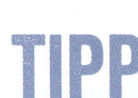

Die »Modifizierte Bass-Technik« für saubere Zähne

Erwachsenen wird empfohlen, die Zähne nach der von Dr. Charles C. Bass (1875–1975) entwickelten Technik zu putzen:

- Führen Sie die Zahnbürste in einem Winkel von 45 Grad an das Zahnfleisch heran.
- Rütteln Sie achtmal auf der Stelle. In etwa so, als würden Sie stark zittern.
- Machen Sie im Anschluss daran eine Wischbewegung vom Zahnfleisch in Richtung Kaufläche.
- Wiederholen Sie dies bei jedem einzelnen Zahn an der Innen- und an der Außenfläche.
- Die Kauflächen, und nur diese, dürfen Sie richtig schrubben.

Zahnschmelz kurzzeitig auf. Wenn wir direkt nach dem Essen munter drauflos schrubben, zerstören wir also mit unserer Zahnbürste nicht die Kariesbakterien, sondern den Zahnschmelz, die wichtige Schutzschicht der Zähne.

Es ist daher sinnvoll, sich nach dem Essen zunächst einmal mit klarem Wasser den Mund auszuspülen. Hartnäckige Speisereste kann man auch mit Zahnseide direkt nach dem Essen entfernen. Auch zuckerfreie Kaugummis regen die Speichelproduktion an und können die Säuren im Mundraum neutralisieren.

Frühestens eine halbe Stunde nach dem Essen sollte man zu Zahnbürste und Zahnpasta greifen. Bis dahin hat nämlich der Speichel die Säuren neutralisiert. Und ausreichend Zeit, die weichen Beläge zu entfernen, hat man dann immer noch.

RICHTIGES PUTZEN WILL GELERNT SEIN

Beim Zähneputzen geht es generell mehr um die Gründlichkeit und die Technik als um Kraft. Zu kräftiges Schrubben kann den Zahnschmelz schädigen, auch ohne Säureattacke. Bei wem die Borsten der Zahnbürste nach einigen Einsätzen schon seitlich abstehen, der drückt beim Putzen zu stark auf. Wer sich beim zu starken Drücken ertappt, sollte eher weiche Zahnbürsten verwenden und zu milden Zahnpasten greifen. Und natürlich sollte man rechtzeitig eine neue Zahnbürste kaufen beziehungsweise den Bürstenkopf auswechseln.

Besondere Aufmerksamkeit gilt den Zahnzwischenräumen. Hierfür sollte man entweder kleine Zwischenraumbürstchen oder Zahnseide verwenden. Nehmen Sie etwa 50 Zentimeter Zahnseide zwischen die Finger, und gleiten Sie mit der gespannten Seide in die Zahnzwischenräume. Das Zahnfleisch sollte dabei schonend behandelt werden, es darf nicht zersägt werden. Wenn der Faden schmutzig ist, wird er weiter aufgerollt und ein sauberes Stück benutzt. Täglich sollte man einmal zur Zahnseide greifen.

Übrigens haben Wissenschaftler ausgerechnet, dass man für eine optimale Reinigung der Zahnzwischenräume fast vier Packungen Zahnseide pro Jahr benötigt. Das ist ein halber Meter Zahnseide pro Tag. Seien Sie also nicht zu sparsam!

Ein schlechtes Gewissen muss man also nicht haben, wenn man sich nicht direkt im Anschluss an eine Mahlzeit die Zähne putzt. Aber einen zuckerfreien Kaugummi sollte man immer dabei haben.

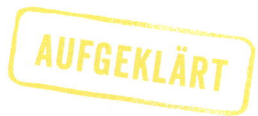

Halbwahrheit

Halbwahrheit: Nach dem Essen sollte man sich die Zähne putzen

Aufklärung: stimmt nicht

Erklärung: Das sofortige Zähneputzen nach dem Essen kann den Zahnschmelz schädigen. Man sollte sich lieber den Mund mit Wasser ausspülen und frühestens eine halbe Stunde später zur Zahnbürste greifen.

VITAMIN C UND ZINK
SCHÜTZEN VOR ERKÄLTUNGEN

Da wir im Leben ungefähr 200-mal an einer Erkältung erkranken, verbringen wir etwa fünf Jahre unserer Zeit auf diesem Planeten mit Husten, Schnupfen, Heiserkeit. Grund genug also, sich Gedanken darüber zu machen, wie wir grippalen Infekten vorbeugen können. Gibt es eine zuverlässige Möglichkeit, das Immunsystem so zu stärken, dass eine Erkältung erst gar nicht ausbricht? In meiner Praxis höre ich immer wieder, dass meine Patienten auf große Mengen an Vitamin C oder Zink schwören. Und das in jeglicher Form: angefangen von Brausetabletten und Kapseln aus der Apotheke über frisch ausgepresste Südfrüchte bis hin zu Hochdosis-Infusionen bei Naturheilärzten.

Doch wirkt sie wirklich, die Wunderwaffe gegen Infektionen? Können wir mit Vitamin C oder Zink der Grippe ein Schnippchen schlagen?

Die bösen Radikale

Im menschlichen Stoffwechsel entstehen neben anderen Substanzen sogenannte *freie Radikale*. Diese chemischen Verbindungen können den Körper stark belasten. Sie schädigen Bausteine der Zellen und der Erbsubstanz. Und sie stehen im Verdacht, uns schneller älter werden zu lassen und unser Immunsystem zu schwächen. Aber nur ein funktionierendes Immunsystem schützt uns vor Infektionen und Krankheiten wie Krebs. Ganz schön gefährliche Moleküle, die freien Radikale. Glücklicherweise kann unser Körper diese aggressiven Stoffe aber neutralisieren – mithilfe sogenannter *Radikalfänger*. Und hier treffen wir wieder auf das Vitamin C, denn Vitamin C ist der bekannteste Radikalfänger. Unerschrocken wirft sich das Vitamin in die chemische Reaktion und entschärft die Radikale, ehe sie den Körper schädigen können.

Vitamin C – Pro und Kontra

Wenn nun unser Immunsystem die Angriffe der freien Radikale mithilfe der Schutzwirkung von Vitamin C mir nichts, dir nichts abwehrt, sollten wir weniger häufig krank werden. So jedenfalls lautet die Theorie der Vitamin-C-macht-gesund-Verfechter.

Leider haben aber wissenschaftliche Studien, bei denen die Testpersonen mehr als 200 Milligramm Vitamin C pro Tag verabreicht bekamen, genau diesen Effekt nicht bestätigen können. Nur bei Extremsportlern oder Menschen, die mit besonderen klimatischen Bedingungen zurechtkommen müssen, hat Vitamin C diesen Schutzeffekt. Hier hilft der Vitalstoff in der Tat gegen Erkältungskrankheiten, jede zweite Erkrankung kann dadurch vermieden werden.

DER VITAMIN-C-TAGESBEDARF

Der normale Tagesbedarf eines Erwachsenen an Vitamin C liegt bei 100 Milligramm, eine Menge, die wir in Europa problemlos über unsere Nahrung aufnehmen. Bei Kindern liegt der normale Tagesbedarf zwischen 60 Milligramm pro Tag (1 bis 4 Jahre) und 90 Milligramm pro Tag (10 bis 13 Jahre). Da Vitamin C ein wasserlösliches Vitamin ist, bereiten auch kurzfristige Überdosierungen keine Probleme. Wir scheiden den Stoff einfach über die Nieren wieder aus. Da wir keine Schwierigkeiten mit unserer Vitamin-C-Versorgung haben, sind spezielle Vitamintabletten zur Vorsorge gegen Erkältungen nicht notwendig.

Wenn uns die **Erkältung** bereits **erwischt** hat ...

Anders sieht die Situation allerdings aus, wenn einen die Erkältung bereits erwischt hat. Dann kann Vitamin C nämlich die Dauer der Infektion durchaus verkürzen. Nicht dramatisch, aber durchaus spürbar: Bei Erwachsenen um acht Prozent, bei Kindern um 14 Prozent. Das macht einen durchschnittlichen Gewinn von fast einem halben Lebensjahr ohne Schnupfen aus. Und was muss man dafür tun? Empfohlen

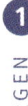
INFO

Hier steckt **viel Vitamin C** drin

Nahrungsmittel	Vitamin C pro 100 g
Acerola	1700 mg
Hagebutten	1250 mg
Sanddornbeeren	450 mg
Schwarze Johannisbeeren	177 mg
Paprika	120 mg
Brokkoli	115 mg
Rosenkohl	112 mg
Grünkohl	105 mg
Erdbeeren	62 mg
Zitrone	53 mg
Apfelsine	50 mg

wird eine Verdoppelung der Tagesmenge an Vitamin C pro Tag. Der zusätzliche Bedarf kann über Obst oder Gemüse, aber auch durch eine Vitamintablette gedeckt werden. Beim ersten Anzeichen einer Erkältung sollte gleich begonnen werden.

Da gibt's aber **doch noch** etwas ...

Ein halbes Jahr im Leben weniger Schnupfen. Das reicht Ihnen nicht? Sie glauben weiterhin an die Kraft der Vitalstoffe und sind überzeugt, dass es doch irgendwie möglich sein sollte, der Erkältung durch ein vitalstoffgestärktes Immunsystem ein Schnippchen zu schlagen? Es kann sein, dass Sie damit gar nicht so falsch liegen. Seit einiger Zeit drängt sich nämlich ein Stoff aus den hinteren Reihen der Nahrungsmittel, der durchaus das Potenzial hat, bei der Infektabwehr ganz vorne mitzuspielen: Zink!

Das chemische Element ist in Studien bislang wenig erforscht. Es gibt allerdings Hinweise darauf, dass Zink genau das macht, was man sich vom Vitamin C erhofft hatte: Erkältungen verhindern und verkürzen. Wird Zink als Nahrungsergänzung gleich am ersten Erkältungstag eingenommen, vermindert es die Stärke, aber auch die Dauer einer Erkältungskrankheit. Und auch zur Vorbeugung kann Zink eingenommen werden. Es zeigte sich in wissenschaftlichen Untersuchungen, dass Kinder, die mindestens fünf Monate lang Zink eingenommen hatten, seltener an Erkältungen erkrankten. Und auch bei Erwachsenen konnte Zink sich als hilfreich erweisen. Im Rahmen einer Studie wurden bei 100 erwachsenen Patienten nach Ausbruch einer Infektion Zinktabletten verordnet. Das Ergebnis: Die Krankheitsdauer wurde von durchschnittlich fast acht Tagen auf ungefähr fünf Tage verkürzt. Das wären ungefähr zwei Lebensjahre ohne Schnupfen, die wir gewinnen könnten!

Das Problem: Zink ist fast nur in Lebensmitteln tierischer Herkunft enthalten. Der typische ärztliche Tipp »Essen Sie mehr Obst und Gemüse« hilft bei der Zinkzufuhr also nicht. Und als Arzt hätte ich durchaus Probleme, Ihnen zu »Essen Sie mehr Austern, Kalbsleber und Rindfleisch« zu raten. Aber vielleicht können Sie ja mit getrockneten Linsen oder Sojabohnen Ihren Zinkbedarf in der Erkältungszeit decken. Diese Lebensmittel enthalten größere Mengen des Mineralstoffs.

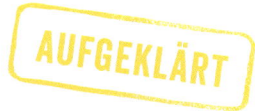

Halbwahrheit

Halbwahrheit: Vitamin C und Zink schützen vor Erkältungen

Aufklärung: stimmt nur zum Teil

Erklärung: Vitamin C kann Erkältungen nicht verhindern, es kann die Dauer der Erkrankung allerdings etwas verkürzen. Zink hingegen scheint tatsächlich Erkältungen verkürzen oder sogar verhindern zu können.

EINE SPÜLUNG MIT COLA
VERHINDERT SCHWANGERSCHAFTEN

Pille, Kondome, Diaphragma, Spirale, Cola … Eins von den Dingen passt nicht dazu, oder? Wenn man durch die Weiten des Internets streift, auf der Suche nach sicheren Verhütungsmitteln, dann taucht in den Foren immer wieder eine Methode auf, die einfach und sicher klingt: die Scheidenspülung mit Cola.

Wir erinnern uns an das Experiment im Biologieunterricht: Man nehme ein Stückchen Fleisch und lege es über Nacht in ein Glas mit Cola – am nächsten Morgen ist das Fleisch zerstört (siehe das Kapitel »Cola löst den Magen auf«, Seite 57). Es wurde von der Cola regelrecht verdaut. Sollte das nicht auch mit den Spermien gelingen? Kann man ihnen mit wohlschmeckender Chemie einfach den Garaus machen? Cola ist ja eigentlich immer zur Hand und muss dann nur rechtzeitig bereitgestellt werden. Oder muss man die Cola neun Monate später gegen Babybrei und Stilltee eintauschen, wenn man sich auf ihre verhütende Wirkung verlässt?

Die **Spermien** sind schuld – also **weg** damit

Die einfachste Möglichkeit, eine Schwangerschaft zu verhindern, ist, erst gar keine Spermien in die Scheide gelangen zu lassen. Aber das ist einfacher gesagt als getan. Generationen von Männern und Frauen haben sich hierüber bereits den Kopf zerbrochen. Die sicherste Methode der Empfängnisverhütung scheint das Kondom zu sein. Die Spermien landen dann im Tütchen und nicht in der Frau. Bei perfekter Anwendung kann hier ein Pearl-Index (siehe Kasten rechts) von 0,6 erreicht werden, bei aufgeregten und unerfahrenen Anwendern eher ein Sicherheits-Index von 15.

Die unsicherste Methode ist das schnelle Herausziehen des Penis, bevor die Samenzellen überhaupt in die Scheide gelangen (Coitus interruptus). Zu häufig finden sich bereits Spermien im sogenannten Lusttropfen, der lange vor der Ejakulation ausgeschieden wird. Das rechtzeitige Herausziehen will auch geübt sein – und wer übt, der macht Fehler. Und jeder Fehler kann zu einer ungewünschten Befruchtung führen, ein bisschen schwanger gibt es halt nicht.

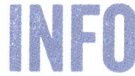

Der **Pearl-Index**

Mithilfe des Pearl-Index – benannt nach dem amerikanischen Biologen Raymond Pearl (1879–1940) – lässt sich die Sicherheit einer Verhütungsmethode einschätzen. Er gibt an, wie viele sexuell aktive Frauen bei Anwendung dieser Methode schwanger werden. Ein Pearl-Index von 10 gibt an, dass von 100 Frauen, die mit einer bestimmten Methode verhüten, zehn innerhalb eines Jahres schwanger werden. Je niedriger der Pearl-Index ist, desto sicherer ist die Verhütungsmethode. Komplette Abstinenz hätte demnach einen Pearl-Index von 0. Ohne Verhütung hat eine 20-jährige Frau einen Pearl-Index von ungefähr 85, mit 30 Jahren liegt er dann bei nur noch circa 50.

Hier eine Übersicht über die Sicherheit gängiger Verhütungsmethoden:

Methode	Pearl-Index
Coitus interruptus	38
Scheidenspülung mit Cola	31
Kondom	1–15 (je nach Anwendungsgüte)
Minipille	1
Dreimonats-Spritze	0,5
Hormonspirale	0,14
Sterilisation Mann	0,1

Wenn die Spermien bereits **auf dem Weg** sind

Sind sie erst einmal in der Scheide, lassen sich die Spermien nicht mehr stoppen. Und sie sind ziemlich schnell unterwegs. Die Spermien halten sich nicht lange an dem Ort auf, aus dem man sie theoretisch noch herausspülen könnte. Bereis zehn Minuten nach dem Geschlechtsakt sind schon viele von ihnen wieder verschwunden.

Und zwar in den Gebärmutterhals in Richtung Eizelle. Hier können sie unmöglich wieder herausgespült werden.

Selbst wenn man sich mit der Coladose in der Hand zum Sex begibt und sofort nach der Ejakulation mit dem Spülen beginnt, wird man nicht alle Spermien entfernen können. Und bekannterweise reicht ja ein einziges Spermium aus, um schwanger zu werden.

UNWIRKSAM, ABER GEFÄHRLICH

Cola kann aber durchaus einige Zellen abtöten. Vor allem Bakterien, die zum normalen Scheidenmilieu gehören. Wenn diese »guten Bakterien« zerstört werden, kommt es häufig zu Infektionen. Insbesondere vaginale Pilzinfektionen machen den Frauen dann zu schaffen. Denn durch den Zucker des Softdrinks werden die unangenehmen Pilze gut ernährt und regelrecht angezüchtet. Also: Hände weg von der Cola-Spülung. Sie wirkt nicht und ist gefährlich für die Gesundheit.

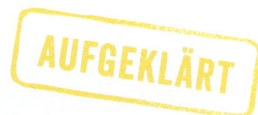

Halbwahrheit

Halbwahrheit: Eine Spülung mit Cola verhindert Schwangerschaften

Aufklärung: stimmt nicht

Erklärung: Die Spülung mit Cola kann Schwangerschaften nicht verhindern, aber die Gesundheit der Frau gefährden, indem die Cola das gesunde Scheidenmilieu der Frau zerstört.

DIE HAND VOR DEM MUND BEIM NIESEN
SCHÜTZT DIE ANDEREN

»Gesundheit!« – ein Wunsch, den wir Menschen zurufen, die niesen und damit gerade gezeigt haben, dass sie vielleicht gar nicht so gesund sind. Schon etwas seltsam. Denn wenn der Magen von jemandem knurrt, rufen wir ja auch nicht »Angenehmes Hungergefühl!« oder bei anderen, leicht peinlichen Geräuschen »Gute Verdauung!« Aber irgendwie gehört er doch dazu, der Ruf nach Wohlbefinden, wenn jemand niest, auch wenn sich die Benimmtrainer Deutschlands inzwischen darüber streiten, ob man nicht lieber den Mund halten sollte. Unumstritten ist allerdings die Höflichkeit, dass man vor Mund und Nase beim Niesen die Hand halten soll, um die Umstehenden vor den Keimen zu schützen. Aber macht diese Geste medizinisch wirklich Sinn? Oder können wir einfach genussvoll in die Runde niesen und uns trotzdem gut dabei fühlen?

Mit **bis zu 150 Kilometern pro Stunde** gegen Keime und Fremdkörper

Ursache für das heftige Ausstoßen von Luft aus der Nase ist ein Schutzreflex. Er wird beispielsweise durch Fremdkörper ausgelöst, die in die Nase gelangt sind. Diese reizen die Nasenschleimhaut, genauso wie Pollen, Staub oder Krankheitserreger.

Jedes Niesen läuft in etwa so ab: Zunächst holen wir tief Luft. Dann wird der Atem kurz angehalten, um gleich danach explosionsartig nach außen gestoßen zu werden. Und zwar mit einer – erstaunlich hohen – Geschwindigkeit von bis zu 150 Kilometern pro Stunde. Das schleudert fast jeden Fremdkörper aus der Nase heraus.

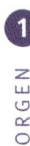

INFO

Der **photische Niesreflex**

Manche Menschen müssen auch niesen, wenn sie direkt in eine helle Lichtquelle schauen. Dieser **photische Niesreflex** ist vererbbar und betrifft ungefähr jeden dritten Menschen. Ursache ist wahrscheinlich die räumliche Nähe zwischen Sehnerv und Drillingsnerv im Gehirn. Der Drillingsnerv überträgt unter anderem Gefühle aus der Nasenschleimhaut in das Gehirn und ist für das Niesen mitverantwortlich. Wird der Sehnerv durch helles Licht stark gereizt, können die Nervenerregungen auf den Drillingsnerv überspringen und zu einem Niesen führen – so als sei die Nasenschleimhaut direkt durch einen Fremdkörper gereizt worden.

Aber nicht nur Fremdkörper werden aus der Nase gesprüht, sondern auch Körperflüssigkeiten wie Schleim und Speichel. Und mit ihnen jede Menge Bakterien und Viren. Vor allem wenn eine Erkältung das Niesen ausgelöst hat. So ist es nicht nur unangenehm, wenn andere Menschen einen direkt anniesen, sondern auch gesundheitlich bedenklich, handelt es sich bei Erkältungskrankheiten doch um sogenannte Tröpfcheninfektionen, die genau auf diesem Weg hervorragend von Mensch zu Mensch übertragen werden können.

Dass man sich durch Nieser anstecken kann, steht außer Frage. Aber hilft es nun, die Hand vor den Mund zu halten, um den anderen vor den Tröpfchen zu schützen?

DIE HAND ALS SPRITZBARRIERE?

Die Hand ist als Spritzbarriere denkbar ungeeignet. Spritzen Sie mal Wasser aus einem Gartenschlauch mit voller Wucht gegen die Hand, die vor Ihrem Gesicht ist. Sie werden ganz schön nass werden. Rechts, links, oben und unten sprüht eine Menge Flüssigkeit an der Hand vorbei. Bei einem erfrischenden Niesen fliegen die Schleimtropfen bis zu fünf Meter weit – und unbeeindruckt an der schützenden Hand vorbei. Sicher, ein Teil der Krankheitserreger landet auch in der Handinnenfläche. Die können dann beim nächsten Händeschütteln an ein anderes Opfer weitergereicht werden. Daher empfehlen beherzte Zeitgenossen, lieber in die Ellenbeuge zu niesen. Immerhin reichen wir uns die Hände und nicht die Ellenbeugen. Das Problem des spritzenden Nass, das natürlich auch den Weg am Ellenbogen vorbei findet, ist damit aber nicht gelöst.

Wir benötigen also einen Niesschutz, der den ganzen Schwung auffangen kann, sodass er nicht an den Nächsten weitergegeben wird. Wie gut, dass wir bei Erkältungen solch einen Niesschutz meistens mit uns herumtragen: ein Taschentuch. Durch seine Größe kann es den Mund- und Nasenraum gut abdecken, durch seine Saugkraft die Tröpfchen auffangen.

Was aber, wenn wir das Taschentuch nicht schnell genug greifbar haben? Der Niesreflex lässt sich ja nicht willentlich unterbrechen. Ich empfehle Ihnen, sich in diesem Fall von den umstehenden Menschen wegzudrehen und in eine Richtung zu niesen, wo kein anderer steht. Und dann hilft auch wieder die Ellenbeuge als Niesschutz, um die Tröpfchen nicht fünf Meter weit in alle Richtungen zu sprühen.

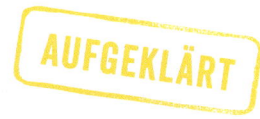

Halbwahrheit

Halbwahrheit: Die Hand vor dem Mund beim Niesen schützt die anderen

Aufklärung: stimmt nicht

Erklärung: Ein paar Keime können zwar durch die Hand abgefangen werden, aber der Großteil landet an der Hand vorbei beim Gegenüber. Und wenn man ihm dann noch die Hand reicht, haben die Viren ein leichtes Spiel.

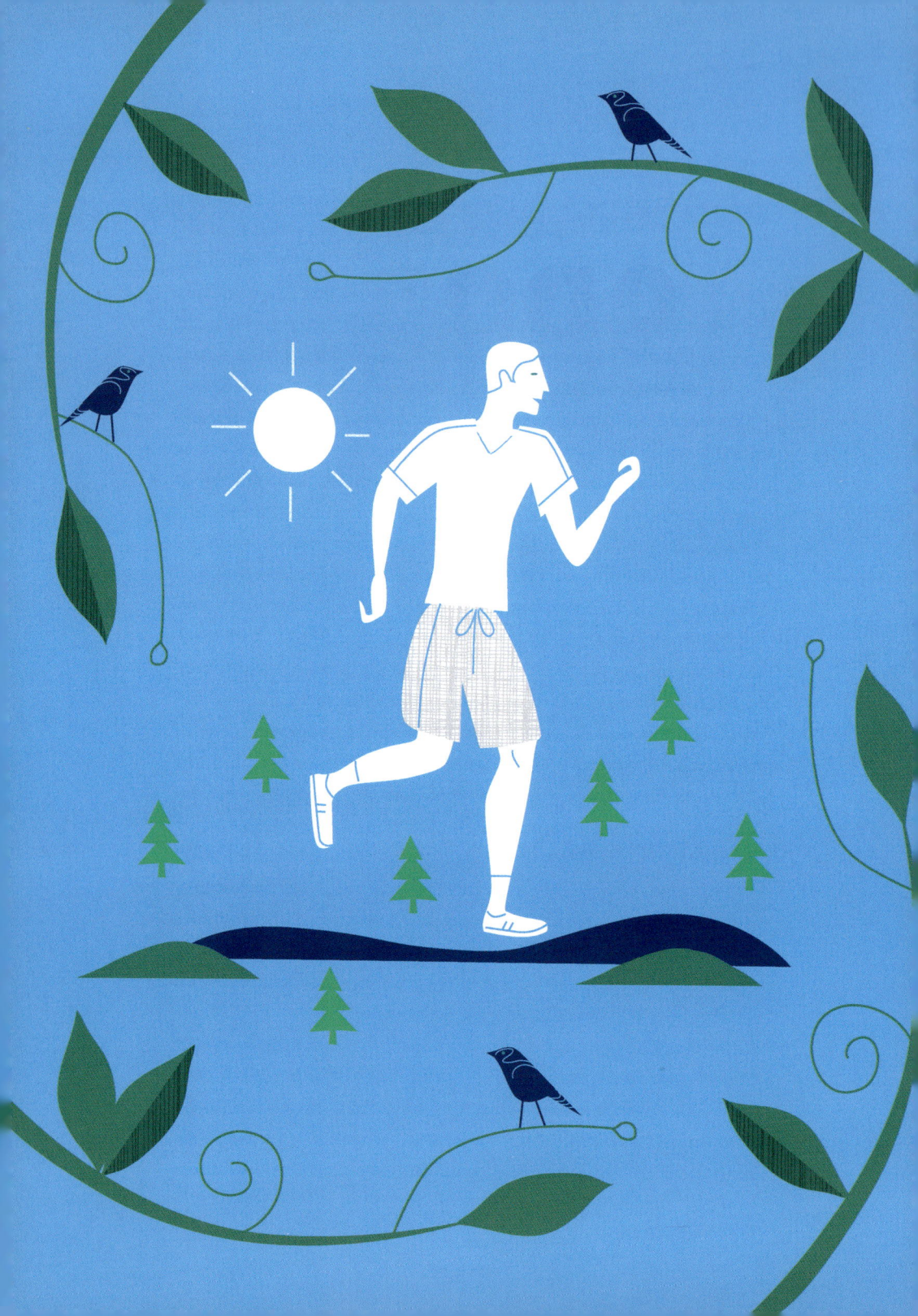

SPORT
UND BEWEGUNG

Wir Deutsche sind Sportmuffel. Jeder Fünfte treibt überhaupt keinen Sport, und 80 Prozent bewegen sich, wenn es nach der Meinung von Sportmedizinern geht, generell zu wenig. Grund genug, etwas dagegen zu tun. Lassen Sie mich eine Lanze brechen für mehr Bewegung. Und damit es keine Ausreden mehr gibt, räumen wir in diesem Kapitel mit ein paar Halbwahrheiten rund um Sport und Bewegung auf.

NACH DEM ESSEN SOLLST DU RUHN ODER TAUSEND SCHRITTE TUN

Kennen Sie das Sprichwort: »Nach dem Essen sollst Du ruhn oder tausend Schritte tun«? Das ist schon ein seltsames Sprichwort, weil es einen ziemlich ratlos zurücklässt. Was soll man denn nun tun? Sich nach dem Essen hinlegen und ausruhen oder sich doch lieber bewegen? Möglicherweise ist es vielleicht sogar egal, was man tut, schließlich steht da das Wort »oder«? Aber wenn es egal ist, warum gibt es dann überhaupt ein Sprichwort über das optimale Verhalten nach dem Essen?

Was passiert **nach dem Essen?**

Nach dem Essen schaltet der Körper auf »Verdauung« um. Unsere Verdauung beginnt bereits im Mund. Dann wandert die Nahrung abwärts durch die Speiseröhre Richtung Magen. In den Magen gelangt der Speisebrei durch den Mageneingang, die *Kardia*. Der Magen selbst hat ein Fassungsvermögen von ungefähr eineinhalb bis zwei Litern. Durch den Pförtner (*Pylorus*) verlässt der Speisebrei den Magen wieder und wird weiter in den Dünndarm geschoben. Danach wandert der Nahrungsbrei, dem wichtige Nährstoffe und Flüssigkeit entzogen wurden, durch den Dickdarm und den Mastdarm und verlässt den Körper durch den Anus.

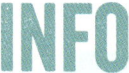

Auf dem **Kopf**

Die Speiseröhre schiebt die Nahrung aktiv durch Muskelkraft nach unten – deshalb können wir sogar essen und trinken, wenn wir Handstand machen.

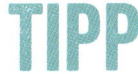

Sodbrennen

Der Rückfluss von Magensaft in die Speiseröhre (Reflux) führt zu einer
Reizung der Schleimhaut. Nicht jeder Rückfluss führt allerdings zu dem
charakteristischen Brennen hinter dem Brustbein. Wenn die Säurebelastung
länger andauert, häufiger auftritt oder besonders kräftig ist, dann kommt es
zu Schmerzen. Gehen Sie in diesem Fall unbedingt zum Arzt!
Chronischer Rückfluss von Magensäure kann die Schleimhaut der Speiseröhre
schädigen. Durch die chronische Entzündung kommt es möglicherweise zu
Veränderungen der Zellen in der Speiseröhre. Diese bilden sich dann um, es
entsteht eine sogenannte Barrett-Metaplasie, die in einen Speiseröhrenkrebs
münden kann. Eine Magenspiegelung gibt Auskunft über das Ausmaß der
Schädigung der Speiseröhre.

RUHE NACH DEM ESSEN?

Sich direkt nach dem Essen hinzulegen ist nicht immer die beste Idee,
auch wenn das Sprichwort zum Ruhen geradezu einlädt. Der Nahrungsbrei im Magen stimuliert nämlich die Magensäureproduktion.
Und wenn die Säure in die Speiseröhre zurückfließt, dann verursacht
das Sodbrennen. Das ist nicht nur unangenehm, sondern kann auch
gesundheitliche Schäden verursachen.

Durch das Hinlegen direkt nach dem Essen können bei einem verminderten Verschlussdruck des Mageneingangs Speisebrei und Magensäure
leichter zurückfließen. Das ist gar nicht so selten, wie man vielleicht
denken mag. Das Risiko des Rückflusses ist siebenfach erhöht, wenn
man sich innerhalb von drei Stunden nach dem Essen hinlegt. Deshalb
dürfen bestimmte Medikamente nur eingenommen werden, wenn man
nach der Einnahme aufrecht bleibt (sogenannte Bisphosphonate zur
Behandlung von Osteoporose). Diese dürfen keinesfalls zurück in die
Speiseröhre gelangen, da sie diese sonst massiv schädigen könnten.

ODER TAUSEND SCHRITTE TUN?

Wenn also das Hinlegen und Ausruhen nach dem Essen durchaus Gefahren bergen kann, wie sieht es dann mit der Bewegung nach dem Essen aus? Die Verdauung des Menschen wird durch den Ruhenerv, den Nervus vagus, stimuliert. Und der Ruhenerv hat wenig mit sportlicher Betätigung zu tun. Außerdem ist das Verdauen anstrengend, sodass nach dem Essen sicherlich keine körperlichen Höchstleistungen erzielt werden können. Das Blut findet sich eher im Bauchraum als in der Muskulatur, wir fühlen uns müde und können uns schlechter konzentrieren.

Von **Fall zu Fall** entscheiden

Wenn uns also das Sprichwort nicht weiterbringt, dann wahrscheinlich der gesunde Menschenverstand: Wenn ich eine leichte Mahlzeit zu mir genommen habe, dann ist gegen einen Spaziergang sicherlich nichts einzuwenden. Habe ich mir allerdings ein üppiges Mahl einverleibt, sollte ich eher noch ein bisschen sitzen bleiben und mich ausruhen. Gegen ein Nickerchen nach dem Essen ist nichts einzuwenden, sofern Sie nicht zu Magenbeschwerden (Sodbrennen) neigen.

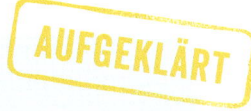

Halbwahrheit

Halbwahrheit: Nach dem Essen sollst du ruhn oder tausend Schritte tun
Aufklärung: stimmt nur zum Teil
Erklärung: Das Hinlegen nach einer üppigen Mahlzeit kann zu Sodbrennen führen. Also ist Ruhen, zumindest im Liegen, nach dem Essen nicht immer zu empfehlen. Aber auch eine große sportliche Belastung ist nicht empfehlenswert, da die Leistungsfähigkeit aufgrund der Verdauungstätigkeit nach dem Essen noch herabgesetzt ist.

SCHWIMMEN NACH DEM ESSEN
IST GEFÄHRLICH

Schwimmen nach dem Essen ist gefährlich. Das erzählen uns nicht nur unsere Eltern, das sagt auch die Deutsche Lebens-Rettungs-Gesellschaft (DLRG) in ihren Baderegeln. Eigentlich kennt jeder die Regel, dass man sich nach dem Essen nicht sofort ins kühle Nass stürzen soll. Aber warum ist es eigentlich gefährlich, direkt nach einer Mahlzeit schwimmen zu gehen? Und wie lange soll man nach dem Essen warten? Wenn ich im Strandbad sitze, sehe ich häufiger Jugendliche, die eben noch Pommes mit Bratwurst gegessen haben, wie sie nach dem letzten Bissen sofort ins Wasser rennen. Und ich habe glücklicherweise noch nie eine Wasserleiche in meinem Lieblingsstrandbad erleben müssen. Was ist also dran an der Weisheit, nach dem Essen nicht baden zu gehen?

»GEHE NIEMALS MIT GANZ VOLLEM ODER GANZ LEEREM MAGEN BADEN.«

DEUTSCHE LEBENS-RETTUNGS-GESELLSCHAFT (DLRG) | Baderegeln

Das Hauptproblem: Müdigkeit

Die Liste der Gefahren, die uns ereilen könnten, wenn wir gleich nach dem Essen ins Wasser hüpfen, ist lang: Ohnmacht, Muskelkrämpfe, Magendrücken, Ertrinken. Grund genug, sich einmal genau anzuschauen, was eigentlich passiert, wenn wir gegessen haben:

INFO

Vorsicht bei **Herzerkrankungen!**

Da in unserem Körper immer nur eine bestimmte Menge an schnell verfügbarer Energie zur Verfügung steht, kann das Schwimmen nach dem Essen in der Tat gefährlich werden, wenn bereits ein Energiemangel besteht. Bei älteren Menschen, insbesondere wenn sie an Herz-Kreislauf-Erkrankungen leiden, kann die Doppelbelastung aus Verdauung und Schwimmsport zu Kreislaufbeschwerden führen. Und wenn man im Wasser einen Schwächeanfall bekommt, reicht die Kraft nicht mehr aus, das rettende Ufer zu erreichen.

Die Nahrung gelangt beim Essen in unseren Magen und von dort in den Dünndarm. Jetzt beginnt die Arbeit der Verdauung, und dafür benötigen wir zunächst einmal ganz viel Blut im Bauchraum, um die Nährstoffe aus der Nahrung aufnehmen zu können. Da wir aber nicht so schnell Blut neu bilden können, verteilt der Körper die ihm zur Verfügung stehende Menge einfach um. Und zwar vom restlichen Körper in Richtung Darmtrakt. Während der Darm nun also gut versorgt ist, kommt es zu einem relativen Sauerstoffmangel in der Muskulatur und im Gehirn. Das macht uns müde.

Aber nicht nur das umverteilte Blut führt zu Müdigkeit. Auch die Verdauungshormone können unser Wohlbefinden beeinflussen. Allen voran das Insulin aus der Bauchspeicheldrüse. Es sorgt dafür, dass Zucker aus dem Blut in die Körperzellen aufgenommen wird. Bei manchen Menschen kann die Insulinausschüttung so stark sein, dass es nach dem Essen zu einem kurzzeitigen Abfall der Blutzuckerkonzentration kommt. Da unser Gehirn auf Zucker als Energiequelle angewiesen ist, bemerken wir auch hier wieder eine deutliche Müdigkeit. Mahlzeiten machen uns also müde. Und wer müde ist, treibt nicht gern Sport. Allerdings weiß jeder, der nach dem Restaurantbesuch einmal dem Bus hinterhergerannt ist: Man wird nicht gleich ohnmächtig, wenn man sich nach dem Essen körperlich betätigt. Im Wasser wären eine Ohnmacht oder ein Schwindelanfall in der Tat jedoch lebensgefährlich. Leicht könnten wir die Kontrolle über uns verlieren und ertrinken.

Die größte Gefahr: **Selbstüberschätzung**

Die Empfehlung der DLRG, nie mit vollem Magen schwimmen zu gehen, ist also nicht ganz abwegig. Nach einer umfangreichen Mahlzeit ist es auf jeden Fall sinnvoll, zunächst einmal die Verdauung in Gang kommen zu lassen, bevor man mit anstrengenden Aktivitäten wie Schwimmen beginnt. Sollten Sie allerdings nur im Wasser ein wenig planschen und sich erfrischen wollen, können Sie das selbstverständlich auch direkt nach dem Essen tun.

Selbstüberschätzung und Missachtung der Risiken, die das Wasser mit sich bringt, sind sicherlich die größeren Gefahren beim Schwimmen. Wenn man sich auch nach dem Essen noch leistungsfähig fühlt, ist gegen den Sprung ins kühle Nass nichts einzuwenden. Hier entscheidet die individuelle Konstitution eines jeden Einzelnen.

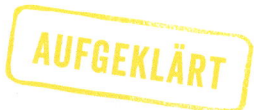

Halbwahrheit

Halbwahrheit: Schwimmen nach dem Essen ist gefährlich

Aufklärung: stimmt zum Teil

Erklärung: Die Risiken des Schwimmens sollte niemand unterschätzen. Ein Schwächeanfall hat im Wasser ganz andere Folgen als an Land. Nach üppigen Mahlzeiten sind wir häufig nicht voll leistungsfähig, daher sollte man etwas abwarten, ehe man nach dem Essen in die Fluten springt. Wie lange, hängt allerdings von der persönlichen Konstitution jedes Einzelnen ab.

BEI MUSKELKATER
MUSS MAN WEITERTRAINIEREN

Ich liebe es, joggen zu gehen. Es gibt kaum etwas, was mich schneller und tiefer entspannen kann als das gleichmäßige Laufen durch die Natur. Der ganze berufliche Stress fällt von mir ab, und ich fühle, wie sich eine wunderbare innere Ruhe in mir ausbreitet. Es könnte so perfekt sein, gäbe es da nicht diese eine Kleinigkeit… Da ich nicht regelmäßig zum Joggen komme, habe ich am nächsten Tag häufig Muskelkater. Wie entsteht eigentlich Muskelkater? Und ist es richtig, dass man gegen den Muskelkater weiter Sport treiben muss? Immer rein in den Schmerz?

Übersäuerung oder Verletzung?

Mein Bruder ist Sportlehrer. Und beinahe jedes Mal, wenn wir uns sehen, fragt er mich, ob es eigentlich schon neue Erkenntnisse über die Entstehung des Muskelkaters gibt. Als wir diese Diskussion vor ungefähr 20 Jahren begannen, waren wir uns einig: Eine Übersäuerung müsste die Ursache der Schmerzen sein. Kleinste Säurekristalle entstehen im überlasteten Muskel und reiben auf dem Gewebe. Das ruft Schmerzen hervor. Vor allem erklärte es ein Phänomen, das wir beide bei zahlreichen Selbstversuchen bestätigen konnten: Ein heißes Wannenbad tut gut, denn es lindert den Schmerz. Mein Bruder, der neben Sport auch Chemie unterrichtet, erklärte sich das Phänomen durch die bessere Löslichkeit der Milchsäurekristalle bei Wärme. Diese könnten dann seiner Ansicht nach besser abtransportiert werden und den Muskel nicht mehr reizen.

Im Laufe der Zeit änderte sich allerdings unsere Meinung. Nicht dass die Badewanne nicht weiterhin geholfen hätte. Die Sportwissenschaftler hatten einfach neue Erkenntnisse erlangt.

Heute gehen die Wissenschaftler davon aus, dass es sich beim Muskelkater um kleinste Mikroverletzungen der Muskelfasern handelt. Die Muskelfasern reißen bei starker körperlicher Belastung, und es kommt somit zu einer lokalen Entzündung im Muskel. Die Entzündung braucht etwas Zeit, um zu entstehen, deshalb tritt der Muskelkater auch erst ungefähr einen Tag nach der Belastung auf, um dann nach zwei Tagen seinen Höhepunkt zu erreichen. Und die Wirkung der heißen Badewanne ist dann vielleicht doch nur auf die den Muskel entspannende Wirkung und den verbesserten Abtransport von Entzündungsstoffen zurückzuführen.

SANFT IN BEWEGUNG BLEIBEN

Wenn man trotz des Schmerzes sanft in Bewegung bleibt, werden die Entzündungsstoffe in der Muskulatur leichter ausgeschwemmt und abgebaut. Daher macht es durchaus Sinn, locker weiterzutrainieren, auch wenn der Kater einen so richtig erwischt hat.

Aber *locker* ist hier das Schlüsselwort. Wenn man zu kräftig trainiert, können sich die kleinen Verletzungen ausweiten und größeren Schaden anrichten. Normalerweise sollte ein Muskelkater nach ungefähr 20 Minuten leichtem Training verschwunden sein und nicht wiederkommen. Ausgiebiges Dehnen hilft übrigens nicht gegen Muskelkater. Allzu beherztes Ziehen kann sogar schädlich sein und die Muskelfasern noch

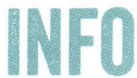

Weshalb heißt es »Muskelkater«?

Das Schicksal eines Muskelkaters teilen wir Menschen übrigens nur mit einer einzigen anderen Spezies: mit den Pferden. Anderen Tieren ist der Muskelkater völlig unbekannt – trotz seines Namens hat er nichts mit Katzen zu tun. Das Wort »Muskelkater« kommt nicht vom Katzentier, sondern vom medizinischen Begriff »Katarrh«, also der Entzündung.

EXTRA

Richtiges Dehnen – wie es wirkt

Dehnen oder nicht dehnen, das ist auch in der Sportmedizin eine häufig gestellte Frage. Und wenn man sich einmal für das Dehnen entschieden hat, dann gibt es unzählige Meinungen, wie richtig zu dehnen sei. Hier der aktuelle Stand zur Dehn-Forschung:

- Dehnen verhindert Muskelkater nicht.
- Dehnen schützt nicht vor Verletzungen.
- Auch bei Muskelkrämpfen hilft Dehnen wenig. Im Gegenteil: Es kann sogar schaden, denn die Dehnbarkeit des krampfenden Muskels ist durch den Krampf einge-schränkt. Es drohen Verletzungen.
- Bei manchen Sportarten kann Dehnen die Beweglichkeit verbessern, beispielsweise beim Tanzen, Turnen und bestimmten Kampfsportarten.
- Nach einer Verletzung lässt sich die Alltagstauglichkeit durch sanftes Dehnen schneller wiederherstellen, da sich die Elastizität der Gelenkstrukturen verbessert.
- Dehnen verschafft ein Gefühl der Entspannung. Das lässt sich zur Stressreduktion nutzen. Eine Anspannung im Training lässt sich dadurch leichter abbauen.
- Dehnen fördert die Konzentration auf den eigenen Körper. Es kann vor einer sport-licher Belastung die Fokussierung auf die Leistung steigern.
- Sanftes Dehnen schadet nicht. Wer Dehnen also gewöhnt ist, muss damit nicht aufhören. Einen gesundheitlichen Effekt auf den Muskel gibt es allerdings nicht.

So geht's:

- Das **statische Dehnen**, also das Halten der maximalen Dehnposition über längere Zeit, wird heute nicht mehr empfohlen.
- Vorteilhaft könnte das **elastische Dehnen** sein. Hierbei wird die Dehnposition kurz gehalten, wieder locker gelassen und dann erneut die Dehnposition eingenommen. Schmerzen dürfen hierbei nicht auftreten.
- Das Dehnen muss jederzeit angenehm sein. Man darf sich voller Genuss in die Streckung begeben, so wie eine Katze, die sich nach einem Nickerchen beim Aufstehen aus dem Körbchen streckt.

weiter verletzen. Übrigens fanden australische Sportwissenschaftler heraus, dass das Dehnen vor oder nach dem Sport keine Auswirkungen auf den Muskelkater am nächsten Tag hatte.

Kaffee und Kirschsaft

Gibt es etwas, mit dem ich dem Muskelkater vorbeugen kann? Ja, gibt es: Kaffee! Zwei Tassen Kaffee, vor dem Sport getrunken, führten in Studien zu geringerem Schmerzempfinden. Und Kirschsaft konnte in einigen Fällen den Muskelkater schneller wieder verschwinden lassen. Das war das Ergebnis einer kanadischen Studie. Den Teilnehmern der Untersuchung wurde sowohl zwei Tage vor als auch vier Tage nach dem Training ein Fruchtdrink verabreicht. Die eine Hälfte der Sportler erhielt einen Apfel-Kirschsaft, die andere reinen Apfelsaft, der aber rot gefärbt wurde, damit der fehlende Kirschanteil nicht auffiel. Und in der Tat: Die Sportler, die den Kirschsaft tranken, hatten sowohl weniger Muskelkater als auch weniger Abfall in der Muskelkraft nach der sportlichen Betätigung. Die Wissenschaftler machen die antioxidativen Stoffe in der Kirsche für den Effekt verantwortlich. Diese wirken Entzündungen entgegen und erhalten die Funktion der Muskulatur.

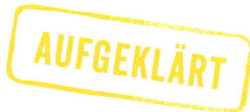

Halbwahrheit

Halbwahrheit: Bei Muskelkater muss man weitertrainieren

Aufklärung: stimmt nicht

Erklärung: Beim Muskelkater handelt es sich um kleinste Verletzungen des Muskels. Die durch diese Verletzungen hervorgerufenen Schmerzen können in der Tat durch moderate Bewegung gemildert werden. Es darf aber nicht übertrieben werden, da sich sonst die Verletzungen verschlimmern können.

SCHLAFWANDLER
FALLEN NICHT VOM DACH

Eigentlich sollte man nachts ruhig im Bett liegen und schlafen und sich Bewegung oder gar sportliche Betätigungen für den Tag aufheben. Die Natur hat das beim Menschen normalerweise auch so eingerichtet. Würden wir uns viel im Schlaf bewegen, könnten wir aus dem Bett fallen. Damit dies nicht geschieht, liegen wir mehr oder weniger regungslos auf einer Stelle und geben uns unseren süßen Träumen hin.

Als ich ein Kind war, ist es allerdings mehrfach vorgekommen, dass ich im Schlaf aufgestanden und herumgelaufen bin. Meine Mutter hat mich dann ins Bett zurückgebracht. Am nächsten Morgen wusste ich von meiner Wanderschaft nichts mehr, war allerdings sehr erschrocken, wenn mir meine Eltern von der nächtlichen Episode erzählten. Ich müsse mir aber keine Sorgen machen, meinte mein Vater. Schlafwandler hätten einen Schutzengel. Die fallen nicht vom Dach. Stimmt das wirklich? Sind Schlafwandler Superhelden, die stets unversehrt den nächsten Morgen erreichen? Darf man sie aufwecken? Und wie kommt es eigentlich zu diesen nächtlichen Spaziergängen?

Das Wandern ist des Schläfers Lust

Jedes dritte Kind und jeder hundertste Erwachsene wandelt nachts im Schlaf. Manche Menschen setzen sich nur kurz hin, andere stehen wirklich auf und laufen umher. Wenn jedes dritte Kind betroffen ist, handelt es sich bei dem Phänomen sicherlich nicht um eine Krankheit. Wir Mediziner gehen davon aus, dass das Schlafwandeln ausgelöst wird durch einen verzögerten Reifungsprozess des Gehirns. Diese Fehlverschaltungen im Gehirn wachsen sich allerdings in der Jugend aus und sollten bis zum 25. Lebensjahr verschwunden sein.

Rechtzeitig vorsorgen und richtig verhalten

Das Laufen ohne Bewusstsein ist gefährlich. Viele Gefahren lauern außerhalb seines Bettes auf den Schläfer. Eltern schlafwandelnder Kinder sollten daher Vorkehrungen treffen: Türen und Fenster sollten verschlossen werden, und gefährliche Gegenstände dürfen nicht im Weg liegen. Lichtschranken können die Eltern wecken, Treppengitter schützen das Kind vor Stürzen.

Einen Schlafwandler sollte man nicht aufwecken, sondern ihm ruhig zusprechen und ihn nach Möglichkeit sanft ins Bett zurückbringen. Da sich der Wanderer in der Tiefschlafphase befindet, wäre er nach dem Aufwachen sehr verwirrt, was dann den Rücktransport ins Bett

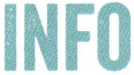

Die **Schlafphasen**

Schlafphase	Merkmale
Leichtschlaf	Leichter Schlaf. Es können Zuckungen der Muskulatur auftreten. Wer in dieser Phase geweckt wird, meint häufig, er habe noch gar nicht geschlafen.
Tiefschlaf	Der Atem ist ruhig, die Muskeln entspannt, es treten kaum Bewegungen auf. Das Immunsystem regeneriert sich, und es werden Wachstumshormone ausgeschüttet. Es kommt zu Träumen.
REM-Schlaf	Die Augen zucken unter den Lidern, und es kommt zu lebhaften Träumen. Die Muskulatur ist blockiert, damit der Schläfer sich nicht während der Träume bewegt und verletzt. Wahrscheinlich ist diese Phase für die Speicherung von Informationen im Langzeitgedächtnis wichtig.

erschweren und zu Panikreaktionen führen kann. Die wiederum können in unsicheren Situationen durchaus gefährlich werden.

MIT TRICKS ZURÜCK INS BETT

Und wie bringt man nun den Schlafwandler zurück ins Bett? Da gibt es mehrere Tricks. Schlafwandler folgen häufig einer Lichtquelle. Früher war das meistens der Vollmond. Aber auch eine Taschenlampe kann helfen, den Weg Richtung sicheres Bett zu bahnen. Sollte das nicht funktionieren oder eine bewegliche Lichtquelle nicht zur Verfügung stehen, dann nimmt man den Schlafwandler sanft am Arm und führt ihn an Hindernissen vorbei zurück ins Schlafzimmer.

Manche Schläfer fangen beim Wandern auch noch an zu diskutieren. Sie wollen dann scheinbar Aufgaben lösen, wie beispielsweise die Wohnung zu putzen. Ein Streitgespräch ist hier sinnlos. Machen Sie gute Miene zum nächtlichen Spiel, und bitten Sie den Wanderer einfach freundlich, im Bett weiterzuputzen.

INFO

Was passiert beim **Schlafwandeln?**

Beim Schlafwandeln werden in der Tiefschlafphase Bewegungsmuster abgerufen, die dort nicht hingehören. Normalerweise existiert im Gehirn ein Abschaltmechanismus, der die Bewegungen der Skelettmuskulatur während des Schlafens lahmlegt. Wenn diese Abschaltung nicht funktioniert, steht der Betroffene auf und läuft umher. Bewusst bekommt er davon meistens allerdings nichts mit – er schläft ja. Und da der nächtliche Wanderer kein Bewusstsein hat, hat er auch keine Angst. Es kann daher zu riskanten Handlungen kommen, und eine sprichwörtliche schlafwandlerische Sicherheit gibt es nicht. Auch Schlafwandler können vom Dach fallen!

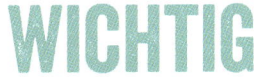

Zum **Arzt!**

Wenn erwachsene Menschen plötzlich mit dem Schlafwandeln beginnen, sollten sie dringend zum Arzt gehen. Es können hinter der Marotte auch Anfallsleiden, Verwirrtheitszustände oder Gehirnerkrankungen stecken. Auch einige Medikamente können zu den Schlafspaziergängen führen.

Therapien gegen die Wanderschaft

Da Schlafwandeln bei Kindern keine Krankheit ist, gibt es auch keine speziellen Therapien dagegen. Die Häufigkeit lässt sich allerdings durch eine gute »Schlafhygiene« senken. Kinder sollten immer zu ähnlichen Zeiten ins Bett gebracht werden und vor dem Schlafen möglichst keinen aufregenden Reizen ausgesetzt sein. Also: kein Fernsehen vor dem Schlafengehen. Führen Sie lieber kleine abendliche Rituale ein, wie Gutenachtgeschichten oder ruhige Lieder. Das kindliche Gehirn soll lernen: »Das hier ist das Bett, hier soll ich schlafen.« Achten Sie generell auf ausreichend Schlaf. Es klingt zwar paradox, aber Schlafmangel kann ebenfalls zum Schlafwandeln führen.

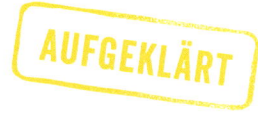

Halbwahrheit

Halbwahrheit: Schlafwandler fallen nicht vom Dach
Aufklärung: stimmt nicht
Erklärung: Da sie ihre Handlungen ohne Bewusstsein ausführen, haben Schlafwandler sogar ein höheres Risiko, sich bei den nächtlichen Spaziergängen zu verletzen, als ihre nicht schlafenden Zeitgenossen.

GETRAGENE SCHUHE
SIND FÜR KINDER SCHLECHT

Als meine Frau zum zweiten Mal schwanger wurde und es wieder
ein Mädchen werden sollte, freute sie sich: »Dann können wir ja
die Anziehsachen unserer ersten Tochter noch einmal verwenden.«
Auch ich begrüßte den finanziellen Vorteil der gleichgeschlechtlichen
Kinder sehr. Was könnten wir doch für Geld sparen, wenn unsere
kleine Tochter dieselben rosafarbenen Socken, dieselben Kleider, Hosen
und T-Shirts anziehen würde wie ihre Schwester! Doch nach nur kurzer
Zeit kam die Enttäuschung an der Sparfuchs-Front. Kaum war das Kind
geboren, kaufte meine Frau ein nagelneues Paar Schühchen. Nicht dass
meine Tochter als Neugeborenes schon laufen konnte. Nein. »Getragene Schuhe sind für Kinder schlecht«, sagte meine Frau, völlig unbeeindruckt von dem Umstand, dass Baby-Schühchen doch eher Socken
als Schuhe sind. Aber wie ist das mit den getragenen Schuhen? Sind sie
wirklich schlecht für Kinderfüße?

Schuhkauf mit Kindern – ein echtes Abenteuer

Liebe Herren, wenn Sie denken, es ist anstrengend, mit einer Frau
Schuhe kaufen zu gehen, dann waren Sie noch nicht mit einem Kind
im Schuhladen. Ich bin fest davon überzeugt: Hierbei handelt es sich
um eines der letzten großen Abenteuer. Zumindest bei meiner Tochter.
Wenn nach langem Gequengel endlich ein Schuh in der gewünschten
Farbe und Form gefunden ist, dann ist es ihr egal, ob er passt oder
nicht. Da kann der Verkäufer noch so viel auf die Spitze des begehrten
Stückes drücken, meine Tochter wird immer sagen: »Der passt super.«
Und selbst wenn der Schuh perfekt passt – nach einigen Monaten ist
der Fuß gewachsen, und das nächste Einkaufsabenteuer wartet …

INFO

Wussten Sie, dass …

… ein Kinderfuß im Alter zwischen drei und sechs Jahren ungefähr einen Millimeter pro Monat wächst? Daher sollten Kinderschuhe beim Kauf bereits 12 bis 17 Millimeter länger sein als die Füße. Dann kann man davon ausgehen, dass die Schuhe dem Kind ungefähr fünf Monate lang passen.

AUF DIE LÄNGE KOMMT ES AN

Kinder sind noch nicht in der Lage, die Länge des Schuhs richtig einzuschätzen. Aber zu kurze Schuhe sind für den Kinderfuß gefährlich. Gerade die Stellung der großen Zehe kann durch einen zu kurzen Schuh verändert werden. Und wenn die Statik des Fußes verändert ist, hat das Auswirkungen auf die Statik des gesamten Körpers. Bei einem Plattfuß kann es beispielsweise zu Rückenschmerzen kommen, da ein wichtiger Teil der Dämpfung fehlt, die das Fußgewölbe sonst bietet. Das Wichtigste beim Kinderschuhkauf ist also die Bestimmung der aktuellen und richtigen Schuhgröße. Und das funktioniert zuverlässig nur durch eine Messung am Tag des Schuhkaufes. Ein gutes Fachgeschäft sollte Ihnen das von selbst anbieten.

WICHTIG

Wie wird die **Schuhgröße** berechnet?

In Europa ist die Schuhgröße wie folgt festgelegt:
Schuhgröße = Innenlänge des Schuhs (in cm) × 1,5
Allerdings können die Größen verschiedener Hersteller durchaus unterschiedlich ausfallen, da die Schuhgröße nicht genormt ist.

INFO

Plattfuß oder **Senkfuß?**

Unser Fuß liegt nicht flach auf dem Boden auf, sondern besitzt zwei Erhebungen der Sohle, die sogenannten **Fußgewölbe**. Man unterscheidet hier das **Längsgewölbe** (von der Ferse bis zum Zehenballen) vom **Quergewölbe**. Beim **Plattfuß** kommt es zu einem Einsinken des Längsgewölbes. Das Gewölbe kann so weit zerstört sein, dass die gesamte Fußsohle auf dem Boden platt aufliegt. Senkt sich das Längsgewölbe nur unter Belastungen – also beispielsweise im Stehen – ab, spricht man von einem **Senkfuß**.

Ein Plattfuß entsteht meistens durch eine Schwächung der Bänder und Muskeln der Füße. Wenn die Füße in zu engen Schuhen stecken, kann man sich leicht vorstellen, dass der Bewegungsspielraum der Zehen eingeschränkt wird. Und wie alles im Körper, was man nicht regelmäßig benutzt, verkümmert dann auch die Muskelkraft der Zehenmuskeln. Das Gewölbe kann nicht unter Spannung gehalten werden und sinkt ab.

DAS FUSSBETT

Schuhe besitzen in der Regel ein sogenanntes *Fußbett*. Dieses dämpft den Tritt und sorgt für den nötigen Komfort. Da sich die Innensohlen des Schuhs nach einiger Zeit an den Träger anpassen, sollte man bei der Weitergabe von gebrauchten Schuhen eine neue Einlegesohle verwenden.

DIE SOHLEN

Insbesondere schräg abgelaufene Sohlen können bei gebrauchten Schuhen problematisch werden. Hat der erste Besitzer des Schuhs eine Fußfehlstellung, können ungleichmäßig abgelaufene Sohlen die Folge sein. Diese können beim nächsten Schuhbesitzer dann durchaus ziemlich unangenehme Beschwerden hervorrufen. Achten Sie deshalb auf eine intakte und gleichmäßig benutzte Sohle.

Die Füße werden übrigens im Laufe des Tages länger. Oder besser ausgedrückt: Sie werden platter und dehnen sich daher der Länge nach aus. Deshalb kann die Schuhgröße am Nachmittag größer sein als am Vormittag. Sicherheitshalber sollte man Kinderschuhe daher in den Nachmittagsstunden kaufen.

Gebrauchte Schuhe – **besser als ihr Ruf**

Gegen die Verwendung von gebrauchten Schuhen bei Kindern ist nichts einzuwenden – wenn die Größe stimmt. Es schont nicht nur den Geldbeutel, sondern ist auch ökologisch durchaus wünschenswert, werden doch Rohstoffe gespart. Gerade in Anbetracht der kurzen Trage-dauer von Schuhen im Kindesalter ist die Nachhaltigkeit ein wichtiges Argument. Und die Materialien moderner Schuhe sind lange haltbar, die Schuhe können also durchaus an Geschwister weitergegeben werden. Achten Sie aber auf jeden Fall auf den Zustand der Sohle. Sie sollte nicht einseitig abgelaufen sein, da sonst der Fuß nicht den richtigen Halt be-kommt oder gar schief auftritt. Natürlich sollten die gebrauchten Schuhe auch nicht scheuern oder drücken – aber das versteht sich ja von selbst. Ob meine kleine Tochter allerdings die Schuhe ihrer großen Schwester tragen möchte, bezweifle ich. Denn eines ist klar: Die Mode ändert sich noch schneller als die Größe der Kinderfüße.

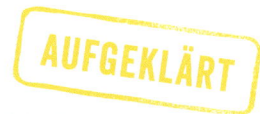

Halbwahrheit

Halbwahrheit: Getragene Schuhe sind für Kinder schlecht

Aufklärung: stimmt nicht

Erklärung: Es ist nichts gegen das Tragen von gebrauchten Schuhen einzu-wenden, wenn der Zustand noch einwandfrei ist. Wichtig ist, dass die Sohle gut erhalten ist und der Schuh dem Kind passt.

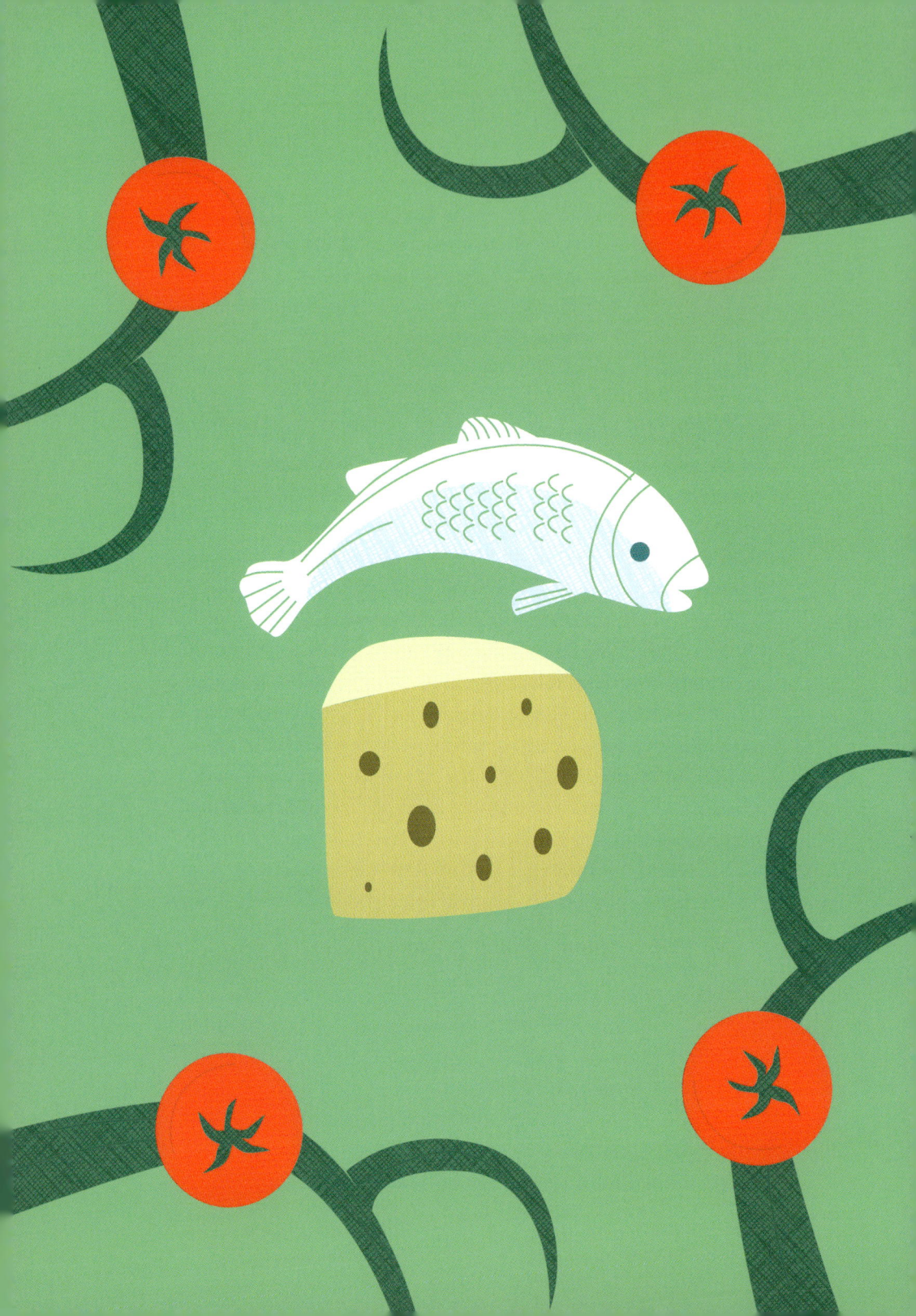

ESSEN

UND TRINKEN

Weshalb drehen sich so viele Mythen und Halbwahrheiten um das Thema Essen? Das Essen ist wohl häufig mit einem schlechten Gewissen verbunden – oder mit der Angst, etwas falsch zu machen.
Soll ich mein Bier lieber vor dem Wein trinken oder danach? Bekomme ich von Schokolade eine schlechte Haut? Werde ich dick, wenn ich spät am Abend noch etwas esse? Macht Cola den Magen kaputt? Was passiert mit Kaugummis, wenn man sie verschluckt? Das nächste Kapitel bringt etwas Entspannung in unser Leben – und an den Mittagstisch.

ABENDESSEN
MACHT DICK

Die Theorie: Abends nach 18.00 Uhr nichts mehr essen, nachts abnehmen. Zu schön, um wahr zu sein? Was ist dran am Konzept des *dinner cancelling*, dem ersatzlosen Streichen des Abendessens? Können wir wirklich tagsüber so viel essen, wie wir wollen, und nehmen ab (oder jedenfalls nicht zu), wenn wir anschließend auf das Abendbrot verzichten?

Ein Leben nach der **inneren Uhr**

Chronobiologen, die sich mit den Veränderungen des Körpers in Abhängigkeit von den Tages- und Jahreszeiten beschäftigen, wissen es schon lange: Der Mensch lebt nach der Uhr, und zwar nach seiner inneren Uhr. Menschen essen tagsüber (im Gegensatz beispielsweise zu Mäusen, die nachtaktive Tiere sind). Wäre es von der Natur dann nicht sinnvoll eingerichtet, wenn der Stoffwechsel für die Nahrungsaufnahme auch tagsüber optimiert wäre? Das Essen im Laufe des Tages wäre die gesunde Alternative zum abendlichen Speisen. Und wer kennt ihn nicht, den Spruch: »Iss morgens wie ein Kaiser, mittags wie ein König und abends wie ein Bettelmann.«
Aber warum gibt es dann so viele schlanke Franzosen, obwohl diese vor allem abends ausgiebig dinieren? Funktioniert unsere innere Uhr vielleicht doch nicht so einfach?

KEINE AUSSAGEKRÄFTIGEN STUDIEN

Es gibt bislang keine verlässlichen Studien, die uns bei der Frage nach der abendlichen Gewichtszunahme weiterhelfen würden. Die Deutsche Gesellschaft für Ernährung (DGE) geht davon aus, dass die im Laufe eines Tages aufgenommene Kalorienmenge über das Gewicht entscheidet. Wer also tagsüber zu viele Kalorien zu sich nimmt, kann auch durch ein gestrichenes Abendessen nicht schlank werden.

Und auch der gut gemeinte Ratschlag, ein üppiges Frühstück bereite eine gesunde Grundlage für den Tag, lässt sich medizinisch nicht begründen. Im Gegenteil: Eine große Kalorienzufuhr am Morgen führt häufig zu einem gesteigerten Appetit am Mittag.

Versuche mit **Mäusen** und **Schafen**

Forscher haben eine interessante Untersuchung zu diesem Thema an Mäusen durchgeführt. Diese nachtaktiven Tiere fressen in freier Natur vor allem in der Nacht. Die Wissenschaftler zwangen nun die Nager, die Nahrung tagsüber aufzunehmen. Erstaunliches Ergebnis: Die Tagesfresser nahmen bei gleicher Kalorienmenge mehr an Gewicht zu als ihre natürlicherweise nachts fressenden Zeitgenossen.

Bei Schafen ist es genau anderes herum. Diese fressen in freier Natur vor allem tagsüber. Zwingt man sie, nachts zu futtern, werden sie dick. Eine Änderung der natürlichen Fressenszeit kann also zu Übergewicht führen – zumindest bei Mäusen und Schafen. Ist das der entscheidende Hinweis darauf, dass spätes Essen auch den Menschen dick macht? Und ist das vielleicht der Schlüssel für erfolgreiche Diäten? Führen doch offensichtlich bereits geringe Abweichungen der Essenszeiten zur Speicherung zusätzlicher Energie.

INFO

»Nur **eins noch** …«

Unser Stoffwechsel ist sehr fein abgestimmt auf Zufuhr und Verbrauch. Wer nur ein Knäckebrot pro Tag mehr isst, als er verbraucht, wird am Ende des Jahres bis zu drei Kilo mehr auf der Waage haben.

Schlafmangel und Schichtarbeit

Menschen, die gegen ihren Rhythmus leben, nehmen zu. Schlafstörungen, aber auch Schichtarbeit, führen häufig zu Übergewicht. Auch wenn es keine eindeutigen Studien an Menschen gibt, erscheint es doch sinnvoll, die Nahrungszufuhr auf die Tagesstunden zu beschränken, besonders wenn man abnehmen möchte. Da die Organe im Körper nachts arbeiten müssen, benötigen sie auch zu dieser Zeit Energie. Wenn wir über ein üppiges Abendessen zahlreiche Kalorien zuführen, muss der Körper nachts nicht an seine Reserven gehen und kann sogar noch zusätzliche Kalorien in seinen Depots speichern.

Auf die Insulinausschüttung kommt es an

Ein Schlüsselhormon für die Fettspeicherung ist das Insulin. Es wird beim Essen ausgeschüttet und verhindert die Auflösung der Fettreserven. Lassen wir das Abendbrot weg oder gestalten es sehr karg, dann wird weniger Insulin ausgeschüttet. Der Stoffwechsel im Körper wird nachts auf Fettreserven zurückgreifen müssen. Aber wehe, wir wachen nachts auf und gehen zum Kühlschrank! Nächtliche Fressattacken führen dann wieder zu den unschönen Hüftpolstern.

AUFGEKLÄRT

Halbwahrheit

Halbwahrheit: Abendessen macht dick

Aufklärung: wir wissen es nicht

Erklärung: Zurzeit streiten sich die Mediziner noch, ob das Essen am Abend dick macht oder nicht. Tierversuche haben allerdings ergeben, dass der Zeitpunkt der Nahrungsaufnahme durchaus das Körpergewicht beeinflussen kann.

ALKOHOL WÄRMT
VON INNEN

Im Dezember ein absolutes Muss: warm eingepackt über einen Weihnachtsmarkt zu schlendern. Die vielen Lichter, die bunt geschmückten Stände und die würzigen Düfte haben sich seit meiner Kindheit fest in meine Seele gebrannt. Verbunden mit einem Gefühl der Geborgenheit, wie man es nur zur Weihnachtszeit erleben kann. Bei unseren Weihnachtsmarktbesuchen blieben meine Eltern häufig an einem der vielen Glühweinstände stehen. Ich fand das langweilig, außerdem wurde mir beim Herumstehen nur kalt. Meine Eltern ließen sich von der Kälte nicht beirren. Kein Wunder, Alkohol wärmt schließlich von innen. Wirklich? Hilft der Glühwein besser als ein Tee beim Aufwärmen in der Kälte? Und hilft Schnaps sogar gegen Erfrierungen?

Die **Wärmeregulation** im Körper

Im Gegensatz zu Schnecken und Schlangen, die ihre Körpertemperatur nicht selbst regulieren können, ist der Mensch ein Warmblüter. Das bedeutet, dass wir stets eine gleichmäßige Körpertemperatur aufrechterhalten. Unsere Organe benötigen eine Temperatur von ungefähr 37 Grad Celsius, um richtig funktionieren zu können. Die aufgenommene Wärme, die Wärmeproduktion im Körper und die abgegebene Wärme müssen daher immer im Gleichgewicht sein.
An unserer Körperoberfläche befinden sich ungefähr zwölf Kälterezeptoren pro Quadratzentimeter. Dieses Netzwerk von rund 250.000 Rezeptoren sendet ständig Informationen an den Hypothalamus, die zentrale Temperatursteuerung in unserem Gehirn. Der Hypothalamus regelt die Temperatur des Körpers: Bei Kälte ziehen sich die Blutgefäße der Hautoberfläche zusammen, um das warme Blut mehr im Körperinneren

INFO

Frauen und Männer – der kleine Unterschied

Frauen frieren übrigens anders als Männer. Vor allem schneller. Das liegt an der geringeren Muskelmasse der Frauen. Da die Muskulatur das Heizkraftwerk des Körpers ist, haben es die Frauen schwerer, Wärme zu produzieren, als ihre männlichen Zeitgenossen. Nur ein Viertel ihres Körpers besteht aus Muskeln, bei Männern ist es immerhin fast doppelt so viel. Männer haben außerdem ein günstigeres Verhältnis von Körperoberfläche zu Volumen, da Frauen insgesamt weniger Masse haben als Männer. Auch wenn Mann und Frau gleich groß sind, wiegt der Mann ungefähr 20 Prozent mehr. Männer können somit die leichter produzierte Wärme auch noch einfacher speichern.

zu verteilen und den Wärmeverlust über die Haut zu minimieren. Die Schweißdrüsen verringern die Bildung von Schweiß, es geht somit weniger Verdunstungswärme verloren. Instinktiv legt man bei Kälte die Arme dichter an den Körper an. Dadurch verringert sich die Körperoberfläche, über die Wärme verloren gehen könnte.

Wenn all diese Maßnahmen nicht mehr ausreichen, muss der Körper selber anfangen, Wärme zu produzieren. Hierfür verwendet er insbesondere die Körpermuskulatur. In Ruhe bildet sie fast ein Fünftel der Körperwärme. Wenn es kalt ist, steigt dieser Anteil allerdings auf bis zu 90 Prozent an. Die Muskeln spannen sich an und beginnen sich zu bewegen – der Mensch gerät ins Zittern. Je stärker das Zittern, umso mehr Wärme wird gebildet.

So beeinflusst Alkohol die **Wärmeregulation**

Was passiert nun mit uns, wenn wir in der Kälte Alkohol trinken? Die natürliche Wärmeregulation wird teilweise außer Kraft gesetzt.

Denn: Alkohol führt zu einer Erweiterung der Hautgefäße. Die durch Adern rot gewordene Säufernase zeugt sprichwörtlich davon. Wenn sich aber die Gefäße der Haut erweitern, fließt mehr Blut an die Körperoberfläche. Das warme Blut aus dem Körperinnern verliert nun an der Körperoberfläche seine Wärme – wir kühlen ab. Davon bekommen wir aber zunächst nichts mit. Die Erweiterung der Gefäße empfinden wir nämlich subjektiv als Wärmegefühl. Und die klirrende Kälte der Umgebung können wir aufgrund der betäubenden Wirkung des Alkohols auch nicht mehr richtig wahrnehmen. Eine fatale Fehleinschätzung: Wir fühlen uns warm, kühlen aber gleichzeitig langsam innerlich aus. Erfrierungen bis hin zum Kältetod können daher die Folge des winterlichen Alkoholtrinkens sein.

WELCHE GETRÄNKE WIRKLICH WÄRMEN

Auf dem Weihnachtsmarkt sollte man sich also mit dem Glühweingenuss eher zurückhalten. Warme alkoholfreie Getränke hingegen, wie etwa ein heißer Tee, oder Suppen können einen aber durchaus aufwärmen. Besonders wenn sie mit Chili, Ingwer, Rosmarin, Thymian oder Zimt gewürzt sind. Diese Gewürze regen die Durchblutung der Verdauungsorgane an. Und diese liegen tief im Körperinneren – dem besten Ort, um Wärme zu speichern.

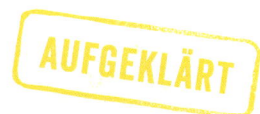

Halbwahrheit

Halbwahrheit: Alkohol wärmt von innen

Aufklärung: stimmt nicht

Erklärung: Alkohol erweitert die Blutgefäße der Haut und führt dadurch zu einem Wärmeverlust. Das Wärmegefühl, das man durch den Alkoholgenuss verspürt, ist eine Täuschung.

BIER AUF WEIN,
DAS LASS SEIN

Ich trinke keinen Alkohol. Werde ich deswegen besonders gerne auf Partys mitgenommen? Bin ich doch häufig der Einzige am Abend, der die anderen mit dem Auto nach Hause fahren kann. Und am nächsten Morgen muss ich mir dann das Gejammer der Partylöwen anhören, die unter einem mächtigen Kater leiden. Heringe und Gurken werden jetzt verspeist, und es folgen Versprechen der Besserung. Und natürlich Weisheiten wie »Bier auf Wein, das lass sein«. Doch ist das wahr? Bekommen wir schneller einen Kater, wenn wir Bier nach dem Wein trinken? Ist durcheinander zu trinken besonders folgenreich?

Was den **Deutschen** das **Bier**, ist den **Franzosen** der (Rot-)**Wein**

Der Spruch mit dem Wein und dem Bier ist eine typisch deutsche Weisheit. Aber auch unsere Nachbarn in Frankreich warnen vor dem Durcheinandertrinken. Allerdings kommen sie hierbei ohne Bier aus. Sie raten ab vom Mischen von Rot- und Weißwein: »Blanc puis rouge, rien ne bouge – rouge puis blanc, tout fout le camp« bedeutet, dass Weißwein immer vor dem Rotwein getrunken werden sollte. Wenn sowohl in Deutschland als auch in Frankreich vor dem Durcheinandertrinken gewarnt wird, dann muss da doch was dran sein, oder?

So entsteht der **Kater**

Alkohol ist ein Zellgift und vermindert unter anderem die Ausschüttung von ADH (antidiuretisches Hormon). Dieser Stoff sorgt normalerweise dafür, dass Wasser im Körper gehalten wird. Wird weniger ADH ausgeschüttet, müssen wir häufiger auf die Toilette gehen. Wenn wir also den ganzen Abend über Alkohol zu uns nehmen, scheiden wir vermehrt Flüssigkeit aus. Der abnehmende Wassergehalt des Körpers und die daraus folgende Dehydrierung (Austrocknung) verursachen durch den Flüssigkeitsmangel im Gehirn Kopfschmerzen.

Die vermehrte Wasserausscheidung führt ferner zu einem Verlust von Mineralstoffen, die durch die Niere und die Harnblase den Köper mit dem Wasser verlassen. Der Körper versucht natürlich, diese Veränderungen des Stoffwechsels auszugleichen. Hormone werden ausgeschüttet, die zu einer Umverteilung der Körperflüssigkeit in Richtung Gehirn führen sollen. Dies verursacht Schwindelgefühle.

Aber die gesteigerte Wasserausscheidung ist nur ein Faktor, der schuld ist am morgendlichen Kater. Damit die Leberzellen das Zellgift Alkohol abbauen können, benötigen sie Energie. Und die gewinnen sie durch

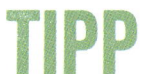

Tipps **gegen** den **Kater**

- Trinken Sie nach jedem alkoholischen Getränk ein Glas Mineralwasser.
- Trinken Sie Alkohol nicht auf leeren Magen. Ein gefüllter Magen verhindert zwar den Kater nicht, führt aber zu einer verlangsamten Alkoholaufnahme. Daher schwören viele Menschen auf eine »gute Grundlage«, um weniger alkoholbedingte Beschwerden zu bekommen. Aber Achtung: Der Blutalkoholspiegel bleibt gleich, egal ob mit vollem oder leerem Verdauungstrakt.
- Verzehren Sie zwischendurch mineralstoffreiche Snacks, wie Nüsse, Käsehäppchen oder deftige Suppen. Das erschwert die Alkoholaufnahme ins Blut.
- Sorgen Sie für Bewegung an der frischen Luft, um den Kreislauf zu stärken.
- Trinken Sie auch am Morgen danach viel Mineralwasser, um Mineralien aufzufüllen und den Flüssigkeitsverlust auszugleichen.

den Verbrauch von Zucker. Der wird eigentlich im Gehirn benötigt. Fehlt er, kommt es zu Kopfschmerzen. Aber auch Müdigkeit, Konzentrationsstörungen und Stimmungsschwankungen sind die unangenehmen Folgen des Energiemangels.

WARUM DAS DURCHEINANDERTRINKEN FÜR EINEN STÄRKEREN KATER SORGT

Wenn wir den ganzen Abend lang nur eine einzige Sorte von alkoholischem Getränk zu uns nehmen, dann wird uns schnell langweilig, und wir hören irgendwann mit dem Trinken auf. Wechseln wir allerdings den Drink, dann wird es wieder spannend, und wir nehmen in der Folge insgesamt mehr Alkohol zu uns. Dass wir nach dem Mischen verschiedener Alkoholika häufiger einen Kater bekommen, liegt also an unserer Psyche. Die Reihenfolge der jeweiligen Getränke ist hierbei allerdings egal. Letztendlich zählt nur die Gesamtmenge der Drinks.

DEN KATER WIEDER VERJAGEN

Und was tun, wenn einen am nächsten Morgen der Kopfschmerz plagt? Empfehlenswert ist ein deftiges *Katerfrühstück* mit Bratheringen, Sauerkrauteintopf, Salzgebäck und ganz viel Mineralwasser.

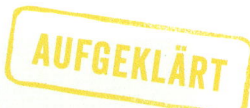

Halbwahrheit

Halbwahrheit: Bier auf Wein, das lass sein

Aufklärung: stimmt nicht

Erklärung: Es ist völlig egal, in welcher Reihenfolge man alkoholische Getränke zu sich nimmt, die Menge macht den Kater. Da das Durcheinandertrinken oft mit dem Konsum größerer Mengen Alkohol verbunden ist, wird dies fälschlicherweise als Ursache für die Beschwerden verantwortlich gemacht.

COLA
LÖST DEN MAGEN AUF

Ich muss es zugeben: Ich liebe Cola! Am besten eisgekühlt, egal zu welcher Jahreszeit. Es gab Zeiten, da habe ich Cola in solchen Mengen getrunken, dass ich schon glaubte, ich sei süchtig nach dem Softdrink. Zu meiner Entschuldigung muss ich erwähnen, dass ich keinen Kaffee trinke, und deshalb kann ich mir immerhin einreden, dass ich die Cola brauche, um meinen Koffeinspiegel anzuheben.

Was mir allerdings die Freude an dem Getränk reichlich trübt, sind die vielen gesundheitlichen Bedenken, die mir von anderen entgegengebracht werden, wenn ich den kühlen Drink genießen will. Eine der besonders erschreckenden wissenschaftlichen Erkenntnisse scheint zu sein, dass Cola in der Lage ist, Fleisch aufzulösen, wenn man dieses in ein Glas mit dem Softdrink legt. Und die logische Folge wäre also: Wenn das Fleisch das Cola-Bad nicht übersteht, wird sich dann auch der Magen durch Cola auflösen?

Muskelfleisch im Cola-Bad

Als ich dieser Frage nachging, habe ich es einfach selbst ausprobiert: Natürlich hatte ich schnell ein Glas Cola zur Hand, und auch ein Stückchen rohes Rindersteak lag im Kühlschrank. Als guter Hobby-Wissenschaftler legte ich natürlich nicht nur ein Stück Fleisch in meine Cola, sondern sorgte auch für die Vergleichsgruppen »Fleisch in Mineralwasser« sowie »Fleisch in Orangensaft«. Auf den Saft war ich besonders gespannt, schließlich bekomme ich von Orangensaft häufiger Sodbrennen – ein untrügliches Zeichen des sich selbst verdauenden Magens? Nach nur einem Tag in den Tauchbädern sah das Fleisch nicht mehr so aus, als könnte man ein leckeres Entrecôte daraus zubereiten.

Im Mineralwasser und im Orangensaft wirkte das Fleisch blass und aufgedunsen – sehr unappetitlich und irgendwie tot.

Aber in der Cola wartete auf mich das Grauen: Das Fleischstück war mürbe und hellbraun geworden. Ein Zersetzungsgeruch umströmte die braune Brühe, in der Cola schwammen Flocken, und die Oberfläche war von einem braunen Schaum bedeckt. Igitt!

Findet das gleiche Schauspiel auch in meinem Magen statt, wenn ich Cola trinke? Was habe ich meinem Körper bloß all die Jahrzehnte zugemutet, nur weil meine Seele den Zucker-Koffein-Kick wollte!

Beim Säubern meines hobby-wissenschaftlichen Labors fiel mir allerdings auf, dass sich das Fleisch überhaupt nicht aufgelöst hatte. Zwar hatten sich einzelne Fasern abgelöst, und das Stückchen Steak sah auch recht unappetitlich und verquollen aus, aber es hatte sich nicht wirklich zersetzt. Kann ich meinem Magen also Entwarnung geben?

Die **Säure** ist schuld

Schuld an den Zerstörungsvorgängen am Fleischstück ist die Phosphorsäure der Cola. Diese Säure formt während des Cola-Bades organische Substanzen im Fleisch um, was zu dem veränderten Aussehen führt. Nun war allerdings der Kontakt des Fleischstückes mit der Säure, die nur einen geringen Teil der Cola ausmacht, von äußerst langer Dauer. Wenn wir etwas essen oder trinken, verweilt die Nahrung keinesfalls einen ganzen Tag lang im Magen. Zwischen einer halben Stunde und sechs Stunden befindet sich die Nahrung dort, Flüssigkeiten passieren den Magen sogar besonders schnell.

BESONDERS SAUER: DIE MAGENSÄURE

Bei der Verdauung dient unser Magen als Zwischenspeicher. Wenn die Nahrung aus der Speiseröhre im Magen ankommt, wird sie mit Magensäure durchmischt und an den Zwölffingerdarm weitergeleitet. In der Magensäure befinden sich bereits Verdauungsenzyme, die dem

Speisebrei zu Leibe rücken. Die Magensäure hat einen extrem hohen Säuregrad: Der pH-Wert liegt gerade einmal bei 1 bis 1,5. Zum Vergleich: Cola hat einen pH-Wert von 2 bis 3, Orangensaft von ungefähr 3,5. Der Magen muss sich also vor seiner eigenen Säure schützen. Sonst würde er anfangen, sich selbst zu verdauen. Und die Magensäure ist deutlich aggressiver als die Säure der Cola. Die Schutzschicht vor der eigenen Verdauung bildet der Magen selber: Ein zähflüssiger Schleim überzieht die Magenschleimhaut und verhindert somit Schäden durch den Säureangriff – sowohl durch Magensäure als auch durch Softdrinks. Cola kann also den Magen nicht zersetzen.

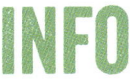

pH-Werte verschiedener Flüssigkeiten

Je niedriger der pH-Wert, desto saurer ist die Flüssigkeit.

Flüssigkeit	pH-Wert
Magensäure	1,0–1,5
Zitronensaft	2,4
Cola	2,0–3,0
Essig	2,5
Orangensaft	3,5
Wein	4,0
Bier	4,5–5,0
Kaffee	5,0
Tee	5,5
Milch	6,5
Speichel	6,5–7,4
Blut	7,4
Seifenlauge	9,0–10,0

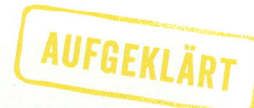

INFO

Säureangriff im Körper

Auch wenn Cola nicht den Magen auflöst, kann sie einigen Schaden im Körper anrichten. Und zwar am Zahnschmelz. Säurehaltige Getränke sind generell für unsere Zähne nicht gesund. Sie führen dazu, dass Calcium und Phosphat aus dem Zahnschmelz herausgelöst werden. Der Zahn wird dadurch demineralisiert und dünner. Man merkt dies an einer erhöhten Empfindlichkeit der Zähne. Problematisch sind vor allem Getränke mit einem pH-Wert unter 5,5. Das trifft also nicht nur auf Cola zu.

SOFTDRINKS UND HELICOBACTER PYLORI

Es gibt allerdings neuere wissenschaftliche Hinweise darauf, dass Softdrinks durchaus ein Risiko für den Magen darstellen können. So besteht offensichtlich ein Zusammenhang zwischen dem Genuss von Softdrinks und der Infektionshäufigkeit mit *Helicobacter pylori*, einem Bakterium, das unter anderem Magengeschwüre hervorrufen kann. Und so ist es mit der Cola wohl wie mit fast allen Dingen im Leben: Die Menge macht das Gift. Und irgendwie schmeckt mir Cola nach meinem Experiment mit dem Fleisch nicht mehr ganz so gut wie früher.

Halbwahrheit

Halbwahrheit: Cola löst den Magen auf

Aufklärung: stimmt nicht

Erklärung: Der Magen ist gut vor Angriffen durch Säuren geschützt – muss er sich doch gegen seine eigene Magensäure abschirmen. Cola kann daher den Magen nicht auflösen.

EIER ERHÖHEN DEN
CHOLESTERINSPIEGEL

Wie war doch meine Kindheit unbeschwert! Äpfel pflückte ich einfach vom Baum, Wasser trank ich aus dem Hahn, und nach Hause musste ich, wenn die Laternen in der Straße angingen. Es war nicht notwendig, die Äpfel zu schälen, weil in der Schale möglicherweise Pestizide sein könnten. Es achtete auch keiner darauf, dass ich über den Tag verteilt genügend trank. Wann immer ich Durst hatte, trank ich Leitungswasser. Und ein Handy hatte ich auch nicht. Ich war selber dafür verantwortlich, rechtzeitig am Abend zu Hause zu sein.

Manchmal wünsche ich mir diese Zeit auch für meine eigenen Kinder zurück. Den eigenen Apfelbaum im Garten, den Gartenschlauch griffbereit und kein Handy-Funkmast weit und breit. Und am Abend als Süßigkeit ein Zucker-Ei im Glas. Was? Ja, Sie haben richtig gelesen. Als Kind bekam ich regelmäßig ein Zucker-Ei im Glas. Einfach ein Ei in ein Glas oder eine Tasse schlagen, Zucker dazu, durchquirlen, fertig. Lecker! So schmeckte meine Kindheit. Aber das ist lange her, und wegen der Gefahr von Salmonellen und Cholesterin gibt es auch kein Zucker-Ei mehr.

Cholesterin – gut oder böse?

Cholesterin ist für uns Menschen lebensnotwendig. Es ist ein wichtiger Baustoff für unsere Zellen und Bestandteil vieler Hormone. 90 Prozent des Cholesterins bildet der Körper selbst, nur ein geringer Teil wird mit der Nahrung zugeführt. Dieses Cholesterin aus der Nahrung kann unser Körper nicht in unbegrenzter Menge verwerten. Nur etwa 30 bis 60 Prozent des Nahrungscholesterins werden vom Körper verarbeitet. Cholesterin ist nicht in Wasser löslich. Um im Blut durch den Körper transportiert zu werden, muss es an Transportstoffe gebunden werden.

Diese Transportstoffe nennt man Lipoproteine. Wenn also das in der Nahrung enthaltene Cholesterin den Magen passiert hat und in den Darm gelangt ist, wird es von einer bestimmten Art von Lipoproteinen, den *Chylomikronen,* aufgenommen und in die Leber transportiert. Chylomikronen sind rundliche Gebilde, die aus Fetten und Eiweißen bestehen. In ihnen wird das durch den Darm aufgenommene Cholesterin verpackt und transportiert.

Von der Leber aus gelangt das Cholesterin nun mithilfe verschiedener Lipoproteine zu den Körpergeweben. Man teilt sie in solche mit geringer Dichte (LDL) und solche mit hoher Dichte (HDL) ein. Das LDL *(low density lipoprotein)* wird häufig als »schlechtes Cholesterin« bezeichnet, da es sich in Richtung Gewebe und Gefäße bewegt. Und hier gilt es als ein Risikofaktor für die Entstehung der Gefäßverkalkung, der Arteriosklerose.

HDL *(high density lipoprotein)* bindet das Cholesterin im Gewebe und transportiert es zurück in die Leber. Deshalb bezeichnet der Arzt das HDL auch häufig als »gutes Cholesterin«, da es Richtung Leber wandert und hier ausgeschieden wird.

INFO

Lebensmittel mit hohem Cholesteringehalt

Nahrungsmittel	Cholesteringehalt pro 100 Gramm
Austern	260 mg
Kaviar, echter	300 mg
Butterschmalz	340 mg
Schweineleber	368 mg
Hühnerei	417 mg (1 Ei Gewichtsklasse M = 280 mg)
Kalbfleisch, Hirn	2000 mg

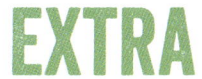

Cholesterin-Normalwerte im Blut

Es gibt keinen einheitlich gültigen Normalwert für Cholesterin. Vielmehr muss der Wert in Abhängigkeit vom persönlichen Risiko bewertet werden. Es werden drei Risikogruppen unterschieden:

- Risikogruppe 1: Patienten, die bereits eine koronare Herzerkrankung entwickelt haben oder an Diabetes leiden
- Risikogruppe 2: Menschen mit mindestens zwei Risikofaktoren aus der unten stehenden Liste
- Risikogruppe 3: Menschen mit weniger als zwei Risikofaktoren aus der unten stehenden Liste

Risikofaktoren:

- Rauchen
- erhöhter Blutdruck (Hypertonie), also Werte über 140/90 mmHg, oder eine Behandlung mit blutdrucksenkenden Medikamenten
- erniedrigtes HDL-Cholesterin von weniger als 40 mg/dl
- eine koronare Herzerkrankung bei Verwandten ersten Grades, erstmalig aufgetreten im mittleren Lebensalter; bei männlichen Verwandten zählt hier ein Alter unter 55 Jahren, bei weiblichen Verwandten von unter 65 Jahren
- Alter: Männer über 45, Frauen über 55 Jahre

Normalwerte für Cholesterin im Blut:

	Zielwert LDL	Änderung des Lebensstils empfohlen ab einem LDL-Wert von ...	Medikamentöse Therapie empfohlen ab einem LDL-Wert von ...
Risikogruppe 1	‹ 100 mg / dl	100 mg / dl	130 mg / dl
Risikogruppe 2	‹ 130 mg / dl	130 mg / dl	› 130–160 mg / dl
Risikogruppe 3	‹ 160 mg / dl	160 mg / dl	› 160–190 mg / dl

Der Körper **schützt sich selber**

Eier enthalten viel Cholesterin, ungefähr 280 Milligramm pro Ei.
Beachtet man, dass die Amerikanische Herzgesellschaft eine maximale
tägliche Zufuhr von 300 Milligramm Cholesterin empfiehlt, wird es eng
an der Cholesterinfront, wenn man beim morgendlichen Frühstück
bereits mit einem Ei beginnt. Daher sollte die wöchentliche Menge an
Frühstückseiern die Zahl zwei nicht übersteigen.

Wenn man übermäßig viel Cholesterin mit der Nahrung aufnimmt,
scheint der Körper sich aber selbst vor der Fett-Schwemme zu schützen.
Denn Darmzellen filtern das übermäßige Cholesterin offensichtlich
heraus. Weshalb wird dann aber vor dem Verzehr von mehr als zwei
Frühstückseiern pro Woche gewarnt? Bei den meisten Menschen kommt
es nach einer üppigen Mahlzeit zwar kaum zu einem Anstieg der
Cholesterinwerte im Blut. Leider funktioniert dieser Mechanismus aber
nicht bei allen Menschen.

Auch mit den Eiern ist es also so wie bei vielen Dingen im Leben:
Maßvoll leben, aber mit Genuss. Auf mein Zucker-Ei im Glas werde ich
allerdings wohl doch verzichten müssen, denn vor Salmonellen schützt
mich auch ein guter Cholesterinspiegel nicht.

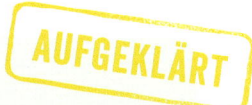

Halbwahrheit

Halbwahrheit: Eier erhöhen den Cholesterinspiegel

Aufklärung: stimmt teilweise

Erklärung: Eier enthalten viel Cholesterin, scheinen aber den Blutspiegel
an Cholesterin nicht so stark zu beeinflussen, wie man früher glaubte.
Insgesamt sollte man den Cholesteringehalt der Nahrung auf 300 mg/Tag
beschränken, wenngleich das Nahrungscholesterin nur einen geringen Teil
des Cholesterins im Körper ausmacht.

FETT
MACHT FETT

Pommes frites, Fast Food, Würstchen – alles Dickmacher? Fett speichert pro Gewichtseinheit am meisten Kalorien, mehr als doppelt so viel wie Kohlenhydrate und Eiweiße, mit seiner Hilfe überleben wir Zeiten des Nahrungsmangels. Zu einer Zeit, wo es aber in unseren Breiten gar keine Hungersnöte mehr gibt und die meisten Menschen eher mit Übergewicht zu kämpfen haben, ist Nahrungsfett der Staatsfeind Nummer eins geworden. Langsam findet allerdings ein Umdenken statt. Sind vielleicht nicht alle Nahrungsfette zu verteufeln? Ist Fett gar nicht so ungesund wie sein Ruf? Und: Macht Fett wirklich fett?

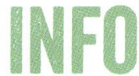

Die **Grundnährstoffe** im Vergleich

Nährstoff	Energiegehalt pro Gramm	Zufuhrempfehlung	enthalten u. a. in
Eiweiß	4,1 kcal	bis zu 25 % des Tagesbedarfs an Kalorien	Fleisch, Fisch, Eiern, Milch, Hülsenfrüchten, Soja, Nüssen
Kohlenhydrate	4,1 kcal	etwa 45–50 % des Tagesbedarfs an Kalorien	Brot, Nudeln, Reis, Kartoffeln, Obst
Fett	9,3 kcal	30 % des Tagesbedarfs an Kalorien, maximal 80 g pro Tag	Öl, Butter, Milchprodukte, Fleisch, Fischen

Wofür wir Fette brauchen

Neben den Kohlenhydraten und den Eiweißen gehören Fette zu den Grundnährstoffen des Menschen. Unser Körper speichert in den Fettpolstern Energie, die uns in Zeiten der Nahrungsmittelknappheit zur Verfügung steht. Aber auch als Dämmung ist Fett in unserem Körper von Nutzen. Unter den Fußsohlen polstert es die Knochen und dämpft die Stoßbelastung bei Schritt und Tritt. Unter der Haut dient es als Kälteschutz und verhindert ein Auskühlen des Körpers. Und nicht zuletzt müssen wir mit der Nahrung Fett aufnehmen, damit beispielsweise Zellwände und Hormone gebaut werden können.

Tierische und pflanzliche Fette

Fette in unserer Nahrung können entweder einen tierischen oder einen pflanzlichen Ursprung haben. Tierische Fette stecken beispielsweise in Wurst, Käse, Fleisch und Milch, pflanzliche Fette sind unter anderem in Ölen, Nüssen und Körnern zu finden. Während tierische Fette gesättigte Fettsäuren enthalten, die dafür sorgen, dass wir zunehmen, sind pflanzliche Fette reich an ungesättigten Fettsäuren und haben eine gesundheitsfördernde Wirkung.

GESÄTTIGTE UND UNGESÄTTIGTE FETTSÄUREN

Fettsäuren sind der Hauptbestandteil von Fetten und Ölen. Die Fettsäuren bestehen aus unterschiedlich langen Ketten von Kohlenstoffatomen. Man kann sie anhand ihrer chemischen Struktur in gesättigte Fettsäuren und ungesättigte Fettsäuren einteilen.

Gesättigte Fettsäuren

Tierische Fette bestehen vor allem aus gesättigten Fettsäuren. Bei gesättigten Fettsäuren sind die Ketten der Kohlenstoffatome durch eine Bindung verknüpft. Gesättigte Fettsäuren reagieren nur schlecht mit anderen Stoffen und sind bei Zimmertemperatur fest. Der Körper kann diese Art von Fett auch aus Kohlenhydraten selbst aufbauen. Aber nicht nur in tierischen Produkten finden sich die gesättigten Fettsäuren. Auch gehärtete Pflanzenfette sind voll davon, so zum Beispiel Kokosfett, Palmkernfett oder Kakaobutter. Diese finden wir gerne in Backwaren, Süßigkeiten und Fertiggerichten.

Das medizinische Problem: Ein zu großer Anteil an gesättigten Fettsäuren steigert das Risiko, Gefäßerkrankungen wie beispielsweise einen Herzinfarkt zu erleiden. Daher sollte man den Verzehr von gesättigten Fettsäuren möglichst reduzieren.

Aber nicht nur als Gefäßschutz ist der Verzicht auf gesättigte Fettsäuren ratsam. Diese Nährstoffe stören nämlich einen Regelmechanismus in unserem Körper. Unsere Zellen beginnen die Signale von Sättigungshormonen zu ignorieren – unser natürliches Sättigungsgefühl wird einfach abgeschaltet. Wer also Lebensmittel mit einem hohen Anteil an gesättigten Fettsäuren verspeist, wird immer weiteressen wollen – und dadurch unweigerlich zunehmen.

Ungesättigte Fettsäuren

Sind die Ketten der Kohlenstoffatome durch Doppelbindungen verknüpft, sind also zwei Atome im Molekül über zwei verschiedene Bindungen miteinander verbunden, spricht man von ungesättigten Fettsäuren. Je nach Anzahl der Doppelbindungen teilt man sie ein in einfach oder mehrfach ungesättigte Fettsäuren. Einfach ungesättigte Fettsäuren besitzen eine Doppelbindung, mehrfach ungesättigte Fettsäuren mindestens zwei. Diese Fette kommen in der Natur vor allem in Nüssen, Körnern, Keimlingen, Oliven, Avocados und den daraus produzierten Ölen vor. Aber auch einige Fischsorten sind reich an dieser Fettart, so zum Beispiel Kabeljau, Lachs und Makrele.

Das Überraschende: Ungesättigte Fettsäuren können, ganz anders als ihre gesättigten Partner, das Herzinfarktrisiko vermindern. Die Zufuhr dieser Fettsäuren reduziert darüber hinaus sogar die Menge an Cholesterin im Blut und schützt die Gefäße vor Verkalkungen.

TIPP

Wie viel **Fett** braucht der Mensch?

Zur Orientierung: Wir sollten pro Tag nicht mehr als 80 Gramm Fett zu uns nehmen. Der durchschnittliche Deutsche verzehrt allerdings 120 Gramm Fett pro Tag. Natürlich führt das zu Übergewicht!

Alles eine Frage der **Kalorien?**

Aus welchem Nährstoff der Körper seine Energie bezieht, ist erst einmal egal. Fett enthält pro Gewichtseinheit zwar doppelt so viele Kalorien wie Zucker oder Eiweiße, man kann aber auch sehr schnell durch den Konsum von Zucker zunehmen. Das Problem von Fett in der Nahrung ist zum einen, dass Fett sehr gut schmeckt. Es ist der Geschmacksträger von vielen Nahrungsmitteln. Und häufig bemerken wir nicht einmal, wie viel Fett in einem Lebensmittel enthalten ist. Insbesondere die versteckten Fette in Süßigkeiten, Fertiggerichten, Kuchen, Wurst und Käse sind uns nicht immer bewusst. Zum anderen macht der oben genannte Mechanismus dem Menschen zu schaffen: Fette machen uns nicht wirklich satt. Im Gegenteil. Wir wollen immer mehr davon. Insofern stimmt es, dass Fett tatsächlich fett macht.

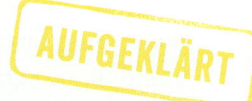

Halbwahrheit

Halbwahrheit: Fett macht fett

Aufklärung: stimmt nicht uneingeschränkt

Erklärung: Fette enthalten vergleichsweise viele Kalorien. Wenn wir zu viel davon essen, nehmen wir an Gewicht zu. Allerdings trifft das auch auf die anderen Nährstoffe zu.

KAFFEE
TROCKNET DEN KÖRPER AUS

Ein erwachsener Mensch sollte jeden Tag zwei bis zweieinhalb Liter Flüssigkeit zu sich nehmen. Davon werden üblicherweise ein bis eineinhalb Liter über Getränke aufgenommen. Den Rest bekommt der Körper über feste Nahrung. Vor allem in Obst und Gemüse steckt viel von dem gesunden Nass. Kartoffeln beispielsweise enthalten etwa 70 Prozent Wasser, und eine Gurke besteht sogar zu 95 Prozent aus Wasser. Wie viel Flüssigkeit enthält aber eine Tasse Kaffee? Darf man das Getränk aus der gerösteten Bohne komplett als zugeführte Flüssigkeit bewerten? Oder ist es nicht so, dass Kaffee dem Körper sogar Wasser entzieht?

Das **Wasser** im Körper

Der Mensch besteht zu großen Teilen aus Wasser. Säuglinge haben ganze 70 Prozent, Erwachsene immerhin noch über 50 Prozent Wasseranteil im Gewebe. Männer sind flüssiger als Frauen – die Frauen haben dafür etwas mehr Fettgewebe.

Das menschliche Gehirn besteht sogar zu 75 Prozent aus Flüssigkeit. Hier macht sich ein Flüssigkeitsmangel deshalb auch besonders dramatisch bemerkbar: Müdigkeit, Kopfweh, Konzentrationsschwäche und Abnahme der geistigen Leistungsfähigkeit sind die Folgen.

Der Weg des Wassers durch unseren Körper beginnt im Mund. Aber damit der Körper die Flüssigkeit aufnehmen kann, muss sie erst durch den Magen in den Dünndarm gelangen. Von hier aus gehen etwa zwei Drittel des aufgenommenen Wassers in die Blutbahn, im Dickdarm folgt dann schließlich das letzte Drittel.

Und wie verlässt das Wasser unseren Körper wieder? Hauptsächlich über die Nieren. 180 Liter Blut werden jeden Tag von den Nieren gereinigt, und über die Blase wird das Wasser dann ausgeschieden, zusammen mit Abbauprodukten unseres Stoffwechsels. Aber Flüssigkeit verlässt unseren Körper keineswegs nur über die Nieren und die Blase. Auch über die Haut gehen durch Verdunstung jeden Tag ungefähr 350 Milliliter Wasser verloren. Bei Hitze oder hoher sportlicher Belastung, wenn wir stark schwitzen, entsprechend mehr. Hierdurch regelt der Körper seine Temperatur: Wir schwitzen, das Wasser verdunstet, und der Körper kühlt ab. Auch über die Lunge werden jeden Tag ungefähr 300 Milliliter Wasserdampf abgeatmet. Vor allem im Winter ist das deutlich zu sehen, wenn sich beim Ausatmen kleine Dampfwölkchen vor Mund und Nase bilden.

Wasser und **Kaffee** im Vergleich

Studien haben gezeigt, dass nach der Aufnahme von Wasser innerhalb eines Tages bis zu 81 Prozent der Flüssigkeit wieder über den Urin ausgeschieden werden. Wiederholt man den Versuch mit Kaffee anstelle von Wasser, so werden bis zu 84 Prozent wieder ausgeschieden. Kaffee erhöht also die Ausscheidung lediglich um drei Prozentpunkte – ein zu vernachlässigender Unterschied. Wie kommt es dazu? Kaffee verstärkt die Filterfunktion der Nieren kurzzeitig und regt dadurch die Urinbildung an. Dieser Effekt lässt aber nach kurzer Zeit wieder nach, die Filterfunktion normalisiert sich wieder, sodass auf Dauer keine Flüssigkeit verloren geht. Auch die Zusammensetzung des Urins verändert sich durch die Aufnahme von Kaffee nicht. Koffeinhaltige Getränke wie Kaffee dürfen deshalb durchaus in die tägliche Flüssigkeitsbilanz mit einbezogen werden.

Dennoch gibt es bessere Durstlöscher als Kaffee, weshalb man mit Kaffee nicht den täglichen Durst stillen sollte, sondern lieber mit Wasser, Saftschorlen oder Früchtetees. Und wenn Sie auf Ihren Kaffee nicht verzichten möchten, dann machen Sie es sich doch einfach zur Gewohnheit, ein Glas Mineralwasser neben die Kaffeetasse zu stellen.

Koffein – der Stoff, der munter macht

Wenn wir uns morgens müde aus dem Bett quälen, benötigen wir meist einen Koffein-Kick, um so richtig in Schwung zu kommen. Wir stellen die Kaffeemaschine an und trinken unseren Morgenkaffee. Die Wirkung setzt nach ungefähr einer halben Stunde ein. Wir sind weniger müde, dafür aber aufmerksamer, und das Denken funktioniert schneller. Aber die Wirkung dauert nur etwa eineinhalb Stunden an und lässt dann langsam wieder nach – wir benötigen Nachschub.

Es sind allerdings nicht nur die geistigen Wirkungen des Koffeins, die es so angenehm machen. Auch der Körper wird aktiviert: Das Herz pumpt mehr Blut, der Blutdruck steigt. Gerade für Menschen mit niedrigem Blutdruck ist das ein willkommener Effekt. Langfristig hat Koffein allerdings keine leistungssteigernde Wirkung auf den Menschen. Gerade wer regelmäßig Koffein zu sich nimmt, profitiert nicht von der anregenden Wirkung. Im Gegenteil: Hoher Koffeingenuss kann zu körperlichen oder seelischen Problemen führen. Einige Menschen geraten sogar in nervös-ängstliche Zustände.

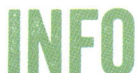

Koffeingehalt von Lebensmitteln

Lebensmittel	Menge	Koffeingehalt
Cola	200 ml	30 – 70 mg
Energy-Drink	250 ml	80 mg
Espresso	50 ml	50 – 60 mg
Filterkaffee	125 ml	80 – 120 mg
Kakao	125 ml	2 – 5 mg
Mokka	125 ml	100 – 135 mg
Tee	125 ml	30 – 60 mg
Zartbitterschokolade	100 g	10 – 80 mg

KOFFEIN – NICHT NUR IN KAFFEE

Was viele Menschen nicht wissen: Koffein ist nicht nur im Kaffee enthalten. Auch Tee, Cola, Energy-Drinks und Schokolade enthalten nicht geringe Mengen von dem Aufputschmittel (siehe Tabelle Seite 71). Bis zu 550 Milligramm Koffein täglich gelten als unbedenklich. Wenn man diese Menge Koffein nur durch Kaffee aufnehmen würde, entspräche das fünf bis sieben Tassen.

Vorsicht ist bei Medikamenten geboten. Medikamente sollte man nicht gleichzeitig mit koffeinhaltigen Getränken einnehmen, da die Wirkung der Arznei dadurch verstärkt werden kann. So wird zum Beispiel die Wirkung von Thyroxin, einem Schilddrüsenmedikament, durch Koffein gesteigert. Herzklopfen und Unruhe sind die Folge. Und auch Medikamente gegen die Zuckerkrankheit sollten nicht zusammen mit koffeinhaltigen Getränken eingenommen werden. Der Blutzuckerspiegel kann sonst gefährlich abfallen.

Aber auch die Medikamente selber können Koffein enthalten, beispielsweise Kopfwehtabletten. Es ist also durchaus Vorsicht angebracht. Denn wenn man alle Lebensmittel, Genussmittel, Getränke und Medikamente, die man täglich zu sich nimmt, zusammenrechnet, dann kann es schon sein, dass die aufgenommene Koffeinmenge bedrohlich hoch ist.

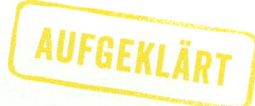

Halbwahrheit

Halbwahrheit: Kaffee trocknet den Körper aus

Aufklärung: stimmt nicht

Erklärung: Kaffee bewirkt längerfristig keinen Flüssigkeitsverlust. Das Koffein führt zwar kurzzeitig zu einer gesteigerten Urinproduktion, dieser Effekt normalisiert sich allerdings nach kurzer Zeit wieder. Kaffee sollte aber wegen des hohen Koffeingehaltes nicht als Durstlöscher verwendet werden.

KAUGUMMIS VERKLEBEN DEN MAGEN, WENN MAN SIE VERSCHLUCKT

Immer wenn ich als Kind einen Kaugummi im Mund hatte und meine Tante das sah, schaute sie mir tief in die Augen und sagte: »Darfst du in deinem Alter denn schon Kaugummis kauen? Du weißt doch: Wenn du einen Kaugummi versehentlich verschluckst, dann verklumpt er im Magen und bleibt da sieben Jahre.«

Die Freuden, die ich am Kaugummikauen hatte – der leckere Geschmack, die großen Blasen –, das alles konnte ich dann nicht wirklich genießen. Irgendwie wollte der Kaugummi, wenn ich an die Klumpen in meinem Bauch dachte, nicht so recht schmecken …

Aber es erschien mir schon logisch, was meine Tante da erzählte. Schließlich konnte ich stundenlang auf dem Kaugummi herumkauen, ohne dass er nennenswert kleiner wurde. Wie sollte mein Magen ihn kleinkriegen, wenn meine Zähne es nicht schafften?

Die **Geschichte** des Kaugummis

Der Mensch liebt es einfach, auf etwas herumzukauen. Auch ohne es herunterzuschlucken. Schon die Neandertaler kauten auf Birkenrinden-Pech. Zumindest haben Archäologen Überreste davon gefunden. Bei den Mayas in Südmexiko gab es sogar schon sehr früh in der Geschichte einen Kaugummi: gewonnen aus der Milch des Sapotillbaumes. Die Milch des Sapotillbaumes wird, wenn sie ausgehärtet ist, zu Gummi. Und aus diesem Stoff entstand 1848 in Amerika dann auch der erste in einer Fabrik hergestellte Kaugummi.

Von da aus kam es zu einer regelrechten Kaugummirevolution. Immer mehr Geschmacksrichtungen wurden kreiert, und mithilfe unterschiedlicher Zutaten wurde das Kaugefühl perfektioniert. Heute besteht ein

TIPP

Kaugummis mühelos entfernen

Mit Eiswürfeln lassen sich Kaugummis aus Teppichen oder anderen Textilien relativ leicht entfernen. So geht's: Nehmen Sie einen Eiswürfel, und reiben Sie damit über den Kaugummi. Die Kälte lässt den Kaugummi gefrieren, und Sie können ihn nach kurzer Zeit vorsichtig ablösen. Das funktioniert übrigens auch, wenn ein Kaugummi in den Haaren klebt.

Kaugummi aus drei wesentlichen Bestandteilen: aus der eigentlichen Kaumasse und aus den Geschmacks- und den Hilfsstoffen. Die Hilfsstoffe halten den Kaugummi geschmeidig, und was die Geschmacksstoffe machen, ist klar: Heute kann jeder aus einer schier unendlichen Zahl von Geschmacksrichtungen seine Lieblingssorte wählen.

Der Kaugummi im menschlichen **Körper**

Die eigentliche Kaumasse wird heute aus Kunststoff hergestellt. Damit sind Kaugummis praktisch unverdaulich. Gerät ein Kaugummi beim Verschlucken doch einmal versehentlich in den Magen, wird er hier aber nicht festkleben oder mit der anderen Nahrung einen dicken Klumpen bilden. Er wird einfach weitergeleitet und nach einer längeren Reise durch den Darm auf ganz natürlichem Wege wieder ausgeschieden. Den Magen verklebende und gesundheitsschädliche Stoffe dürfen in Deutschland nicht als Lebensmittel zugelassen werden. Und Kaugummis sind Lebensmittel.

Aber auch hier gilt: Die Menge ist das Gift. Wenn man innerhalb kurzer Zeit viele Kaugummis verschluckt, ist es denkbar, dass dies zu einem Darmverschluss führt. Wer versehentlich einmal einen einzelnen Kaugummi runterschluckt, sollte dadurch normalerweise eigentlich keine Probleme bekommen.

Der Kaugummi in seiner **Umwelt**

Vielleicht hatte meine Tante damals gar nicht so große Angst um mich, sondern eher um ihren sauberen Teppich. Klebt ein durchgekauter Kaugummi nämlich erst mal auf dem Textil fest, ist es nicht ganz einfach, ihn wieder rückstandslos zu entfernen.

Die Sorge vor Verschmutzungen durch Kaugummis gibt es übrigens weltweit. In Singapur sind sie deshalb sogar verboten.

Die förderlichen **Wirkungen** von Kaugummi

Kaugummis haben aber auch gesundheitsfördernde Wirkungen. Durch das Kauen zuckerfreier Kaugummis wird die Speichelproduktion angeregt, und überschüssige Säuren im Mund werden neutralisiert. Deshalb beugt der Genuss von Kaugummis sogar Karies vor. Das Zähneputzen kann das nicht ersetzen. Aber nach einem Snack zwischendurch ist ein zuckerfreier Kaugummi eine sinnvolle Sache.

Auch gibt es wissenschaftliche Untersuchungen, die belegen, dass das Kaugummikauen die Durchblutung im Gehirn fördert. Das verbessert die Konzentration. Und warum sind Kaugummis in der Schule dann verboten? Wahrscheinlich weil es einfach unhöflich ist, wenn man kauend dem Lehrer zuschaut. Und natürlich weil viele Schüler ihre Kaugummis einfach unter der Schulbank entsorgen.

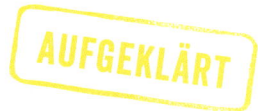

Halbwahrheit

Halbwahrheit: Kaugummis verkleben den Magen, wenn man sie verschluckt

Aufklärung: stimmt nicht

Erklärung: Kaugummis sind zwar unverdaulich, da es sich aber um ein Lebensmittel handelt, kann man sie in geringen Mengen herunterschlucken.

KINDER WERDEN DURCH ZUCKER
ZUM ZAPPELPHILIPP

Als meine ältere Tochter gerade drei Jahre alt war, sind wir mit ihr zusammen mit dem Flugzeug verreist. Es war eine sehr aufregende und für die Eltern ebenso anstrengende Reise. All die Eindrücke führten dazu, dass meine Tochter schnell überdreht war und auf andere Menschen vielleicht sogar hyperaktiv wirkte. Um die Nerven der anderen Fluggäste nicht allzu stark zu strapazieren und meine Tochter zu beruhigen, gab ich ihr ein Stück Schokolade. »Um Gottes willen«, sagte meine Frau. »Der Zucker macht sie doch noch viel aufgedrehter.« Stimmt das? Führt Zucker bei Kindern wirklich zu Hyperaktivität? Könnte man also durch den strengen Verzicht auf Süßigkeiten kleine Engelchen bekommen?

Wann ist ein **Kind** eigentlich **hyperaktiv?**

Leider gibt es keinen einheitlichen Test, um herauszufinden, ob ein Kind hyperaktiv ist. Dabei zeigen in Deutschland bis zu zwei Prozent aller Kinder Symptome des in der Fachsprache Aufmerksamkeitsdefizit-/Hyperaktivitäts-Syndrom (ADHS) genannten Phänomens. Um festzustellen, ob ein Kind ADHS hat, führen Ärzte lange Gespräche mit den Kindern und ihren Eltern und gehen mit ihnen speziell erarbeitete Fragebögen durch. Auch Auffälligkeiten in Kindergarten und Schule werden erfragt. Außerdem wird eine neurologische Untersuchung durchgeführt.

Auch wenn ADHS eine Erkrankung ist, die fast immer im Kindesalter erstmalig auftritt, gibt es auch Erwachsene, die an der Störung leiden. Allerdings haben nur ungefähr 30 Prozent der von ADHS betroffenen Kinder im Erwachsenenalter noch Probleme durch die Erkrankung. Bei Erwachsenen steht die innere Unruhe und Nervosität im Vordergrund, eine körperliche Überaktivität findet man eher bei den Kindern.

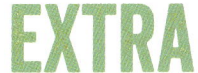

ADHS – die Symptome

Die im Folgenden genannten Symptome können Zeichen eines ADHS sein. Man sollte allerdings beachten, dass die genannten Verhaltensweisen bei allen Kindern mehr oder weniger ausgeprägt in der Kindheit vorkommen. Wichtig ist bei der Diagnose eines ADHS vor allem dass die Symptome ein deutliches Leiden oder eine Beeinträchtigung der sozialen oder schulischen Leistungsfähigkeit verursachen. Auch müssen die Verhaltensweisen in mehr als einer Situation vorkommen. So sollte die Kombination von Unaufmerksamkeit und Hyperaktivität zum Beispiel sowohl zu Hause als auch in der Schule auftreten. Besteht bei Ihrem Kind der Verdacht auf ein ADHS, dann holen Sie sich Rat von einem Fachmann. Der Kinderarzt ist in der Regel der richtige erste Ansprechpartner.

Überaktivität	Häufiges Fuchteln mit den Händen und Wippen mit den Füßen. Hin- und Herrutschen auf Stühlen. Die Kinder verlassen im Klassenzimmer häufig ihren Platz, weil es ihnen schwerfällt, sitzen zu bleiben. Die Kinder haben Probleme, sich in eine Gruppe einzufügen, und beanspruchen alle Aufmerksamkeit für sich. Sie verhalten sich sehr laut beim Spielen.
Unaufmerksamkeit	In der Schule können Flüchtigkeitsfehler und die Vernachlässigung von Details Zeichen der Unaufmerksamkeit sein. Es fällt den Kindern schwer, sich länger zu konzentrieren. Sie lassen sich leicht ablenken, hören nicht richtig zu, was man ihnen sagt. Das Durchhaltevermögen ist begrenzt.
Impulsivität	Die Kinder plappern häufig scheinbar unüberlegt und ohne nachzudenken drauflos. Häufig platzen sie mit der Antwort heraus, noch ehe die Frage beendet ist. Sie führen gerne Selbstgespräche. Die Gefühle werden als impulsiv erlebt und die Kinder von plötzlichen Launen beherrscht. Es besteht eine geringe Frustrationstoleranz.

Was die **Wissenschaft** sagt – und was die **Eltern** glauben

Wissenschaftler haben sich dem Phänomen der durch Zucker hyperaktiven Kinder beschäftigt. Mit eindeutigem Ergebnis: Es gibt sie nicht! Zucker macht Kinder nicht hyperaktiv.

Die Wissenschaftler sind sogar noch einen Schritt weitergegangen. Sie untersuchten, wie die Eltern auf den Zucker-Mythos reagierten. In einer Studie wurden Kinder in zwei Gruppen eingeteilt. Die eine Gruppe erhielt ein zuckerfreies Erfrischungsgetränk. Die andere Kindergruppe erhielt ein Getränk, das voll von Zucker war – so glaubten es zumindest die Eltern. Natürlich bekamen beide Gruppen von Kindern in Wirklichkeit das gleiche zuckerfreie Getränk. Die Eltern sollten nun das Verhalten ihrer Kinder einschätzen. Und tatsächlich: Die Eltern, die glaubten, dass ihr Kind die Zucker-Brause bekommen hatte, schätzten das Kind als hyperaktiv ein!

ALSO: ZUCKER FREI – UND LOS?

Dass Süßigkeiten nicht die beste Ernährung für unsere Kinder darstellen, ist wohl allseits bekannt. Zucker verursacht Karies und begünstigt Übergewicht. Aber eines macht er nicht: Er macht keine Kinder zum Zappelphilipp. Ein Stück Schokolade darf also ab und an sein.

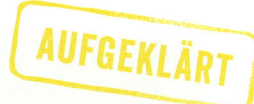

Halbwahrheit

Halbwahrheit: Kinder werden durch Zucker zum Zappelphilipp

Aufklärung: stimmt nicht

Erklärung: Studien belegen, dass Zucker nicht zu einer vermehrten Aktivität bei Kindern führt.

LIGHT-GETRÄNKE MACHEN
DICKER ALS NORMALE SOFTDRINKS

Natürlich ist Mineralwasser gesünder als ein Softdrink. Und ungesüßter Tee verträglicher als Cola. Was soll ich aber machen, wenn ich Appetit auf ein süßes Erfrischungsgetränk habe? Es gibt Momente im Leben, da möchte man sich einfach nicht hundertprozentig gesund verhalten. Aber wenn es schon ein Softdrink sein muss, dann doch wenigstens ohne Zucker – und ohne Kalorien. Das dachte ich mir zumindest, bis die ersten Zeitgenossen mich darauf hinwiesen, dass Light-Getränke ja noch schlimmer seien als die Zuckerbrausen. Sie würden Süßstoffe enthalten, die in der Schweinemast eingesetzt werden, um die kleinen Ferkel so richtig schön dick zu machen. Durch den Reiz des Süßstoffes Aspartam würde unser Körper Insulin ausschütten und dann durch Heißhunger-Attacken so richtig an Kalorien zulegen. Und außerdem lösen Süßstoffe angeblich Krebs aus. Vorbei war es mit dem unbesorgten Genuss kalorienreduzierter Getränke. Grund genug, einmal den Vorwürfen gegen Light-Getränke auf den Grund zu gehen.

Machen Süßstoffe **dick?**

Das Jahr 1986 war ein schwarzes Jahr für die Süßstoffhersteller. Forscher aus Großbritannien hatten herausgefunden, dass Menschen, die mit Süßstoffen gesüßte Joghurts oder gesüßtes Wasser zu sich nahmen, im Anschluss an die Mahlzeit stärkeren Hunger verspürten als Personen, die mit Zucker gesüßte Speisen verzehrten. Es wurde sogar vermutet, dass die folgenden Mahlzeiten den Kalorienspareffekt der Light-Produkte zunichte machen würden, da häufig im Anschluss sogar vermehrt Kalorien zugeführt werden. Welch ein Drama für die Süßstoffindustrie! Aber machen Süßstoffe tatsächlich dick?

INFO

Stellungnahme der **Deutschen Gesellschaft für Ernährung** (DGE)

Das Thema Süßstoffe beschäftigte auch die Deutsche Gesellschaft für Ernährung (DGE), die im Jahr 2007 folgende Stellungnahme abgab:

Süßstoffe können im Rahmen von Gewichtsreduktionsprogrammen sinnvolle Hilfsmittel sein. Sie bieten die Möglichkeit, den Süßgeschmack zuckerfreier, energiereduzierter Lebensmittel zu erhalten.

Speziell bei Erfrischungsgetränken können mit Süßstoff gesüßte Varianten eine Alternative sein, um hohen Zuckeraufnahmen über gesüßte Getränke vorzubeugen.

Keinesfalls sollten Süßstoffe zusätzlich zu Zucker konsumiert werden, auch darf ihr Konsum nicht als Freibrief für eine erhöhte Nahrungsaufnahme ausgelegt werden.

Quelle: Deutsche Gesellschaft für Ernährung: Süßstoffe in der Ernährung. DGEinfo 04/2007, 55–58

Wissenschaftler einer Arbeitsgruppe aus England beschäftigten sich mit genau dieser Frage, als sie 16 Studien über die Wirkung des Süßstoffs Aspartam auf das Gewicht und die Energieaufnahme untersuchten. Die Forscher stellten fest: Aspartam führte bei den Studienteilnehmern eindeutig zu einer geringeren Kalorienaufnahme im Vergleich zu den Zucker konsumierenden Kontrollgruppen. Im Durchschnitt ergab sich bei der Verwendung von Süßstoffen eine Ersparnis von 1560 Kilokalorien pro Woche. Das wären gesparte zehn Kilogramm Körpergewicht pro Jahr! Und auch wenn man eine nachfolgende vermehrte Energiezufuhr mit einrechnet, die vielleicht durch den größeren Hunger nach einem Light-Getränk verursacht wird, bleibt der Diäteffekt weiterhin bestehen. Nur 15 Prozent der durch den Süßstoff gesparten Kalorien wurden durch eine erhöhte Essensaufnahme hinterher zugeführt. Es gibt also doch keine Beweise für einen dick machenden Effekt von Süßstoffen.

Süßstoffe und das **Krankheitsrisiko**

Und was ist nun mit den gesundheitlichen Risiken von Süßungs-mitteln? Besonders in Internetforen wird spekuliert, ob Süßstoffe an Krankheiten wie Kopfschmerzen, Allergien, Hormonveränderungen, Epilepsie oder sogar Hirntumoren beteiligt sein könnten.

In Deutschland beschäftigt sich das *Bundesinstitut für Risikobewertung (BfR)* mit solchen Fragen. Und auch das BfR gibt Entwarnung. Es schreibt: »Von Verbrauchern wurden wiederholt Fragen nach potentiel-len unerwünschten Wirkungen bzw. Nebenwirkungen zum Beispiel bei Verwendung des Süßstoffs Aspartam gestellt. Dabei wurden die im Stoff-wechsel aus Aspartam entstehenden Stoffe Asparaginsäure, Phenylalanin und Methanol mit unerwünschten Wirkungen wie Kopfschmerzen, All-ergien, neuroendokrinen Veränderungen, Epilepsie oder Hirntumoren in einen mutmaßlichen Zusammenhang gebracht. Nach eingehender Über-prüfung durch den SCF [= Wissenschaftlicher Lebensmittelausschuss] und andere Expertengremien konnten die vermuteten Zusammenhänge nicht bestätigt werden« (Bundesinstitut für Risikobewertung (BfR): *Bewertung von Süßstoffen*, Information des BfR vom 21. August 2003). Ich kann also beruhigt weiter meine Light-Getränke trinken. Aber wahrscheinlich sollte man es mit den Süßstoffen wie mit fast allem im Leben halten: Von allem etwas, aber von nichts zu viel!

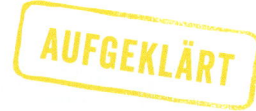

Halbwahrheit

Halbwahrheit: Light-Getränke machen dicker als normale Softdrinks
Aufklärung: stimmt nicht
Erklärung: Light-Getränke können als kalorienarme Alternativen zu zuckerhal-tigen Getränken verwendet werden und führen nicht zu einer bedeutsamen Appetitsteigerung. Dennoch sollten sie nur in Maßen konsumiert werden.

MAN(N) KANN SICH FRAUEN
SCHÖNTRINKEN

Je später der Abend, desto schöner die Gäste. – Unzählige Geschichten ranken sich um das Phänomen, dass andere Menschen attraktiver erscheinen, wenn der eigene Alkoholpegel gestiegen ist. Nach einer durchzechten Nacht ist schon so mancher Mann neben einer Frau erwacht, die er ohne Alkohol niemals angerührt hätte – zumindest sagt er das dann seinen Freunden. Alles nur Ausreden, um die eigene Partnerwahl zu entschuldigen? Oder stimmt es wirklich, dass Männer sich die Frauen schöntrinken können?

Ein **wissenschaftlicher Versuch** mit Alkohol

Auch wenn man es kaum glauben möchte: Britische Wissenschaftler haben sich mit genau diesem Phänomen beschäftigt. Sie haben in England die Wirkung von Alkohol an 84 Studenten und Studentinnen getestet. Die jungen Menschen wurden in zwei Gruppen eingeteilt: Eine Gruppe bekam einen Viertelliter eines alkoholischen Getränkes zu trinken, die andere Gruppe musste sich, ohne es zu wissen, mit der alkoholfreien Variante begnügen. Anschließend sollten die Studenten die Attraktivität bestimmter Personen des anderen oder des gleichen Geschlechtes bewerten. Dazu wurden ihnen Fotos von verschiedenen Personen zur Beurteilung vorgelegt. Erstaunlich: Die leicht alkoholisierte Gruppe empfand die Menschen auf den Bildern als durchweg attraktiver, verglichen mit der Einschätzung der Nüchternen. So weit, so gut. Eigene Alltagserfahrungen zeigen: Man kann sich also das andere Geschlecht schöntrinken. Was die Wissenschaftler und die

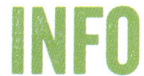

Was passiert bei wie viel **Promille?**

ab 0,3 Promille	leichte Verminderung der Sehleistung, Nachlassen von Aufmerksamkeit und Konzentration, Kritik-/Urteilsfähigkeit eingeschränkt, Reaktionsvermögen eingeschränkt, Anstieg der Risikobereitschaft
ab 0,8 Promille	ausgeprägte Konzentrationsschwäche, Einschränkung des Gesichtsfelds um 25 Prozent (Tunnelblick) und verminderte Sehfähigkeit, Reaktionszeit um 30 bis 50 Prozent verlängert, Euphorie, zunehmende Enthemmung, Selbstüberschätzung, Gleichgewichtsstörungen
1,0 bis 2,0 Promille	weitere Verschlechterung der Sehfähigkeit und des räumlichen Sehens, gesteigerte Enthemmung und Verlust der Kritikfähigkeit, Reaktionsfähigkeit erheblich gestört, Verwirrtheit, Sprechstörungen, Orientierungsstörungen
2,0 bis 3,0 Promille	starke Gleichgewichts- und Konzentrationsstörungen, Gedächtnis- und Bewusstseinsstörungen, kaum noch Reaktionsvermögen, Muskelerschlaffung, Verwirrtheit, Erbrechen
3,0 bis 5,0 Promille	Bewusstlosigkeit, Gedächtnisverlust, schwache Atmung, Unterkühlung, Lähmungen, Koma mit Reflexlosigkeit, unkontrollierte Ausscheidungen, Atemstillstand und Tod

Testteilnehmer selbst allerdings überraschte: Es funktioniert auch mit dem eigenen Geschlecht. Die Studenten waren allesamt heterosexuell orientiert. Zumindest vor dem Experiment. Aber nach dem Alkohol empfanden die Teilnehmer des Versuches auch Menschen des eigenen Geschlechtes attraktiver. So kann es dann doch mal passieren, dass man morgens neben einer ganz besonderen Überraschung wach wird …

Wissenschaft im **wirklichen Leben**

Die Versuche der Forscher sind ja nur wissenschaftliche Studien.
Aber wie sieht es im wahren Leben aus?

Für einen Fernsehsender habe ich einmal ein eigenes Experiment ge-
startet. Ich wollte herausfinden, ob das mit dem Schöntrinken tatsächlich funktioniert. Also ging ich mit dem Fernsehteam in eine Berliner
Diskothek, und wir suchten uns noch am Eingang drei junge Männer
und drei junge Frauen. Beide noch nüchternen Gruppen sollten die
jeweiligen Teilnehmer des anderen Geschlechtes bezüglich der sexuel-
len Attraktivität bewerten. Dann ging es an die Bar, und es durfte (auf
unsere Kosten) getrunken werden. Nach ungefähr einer Stunde trafen
wir uns dann zu einer erneuten Bewertungsrunde.

Bei den Männern deckte sich unser Ergebnis mit den Erkenntnissen der
Wissenschaft: Alle Frauen hatten in den Augen der mittlerweile leicht
oder schon stark angetrunkenen Männer an Attraktivität gewonnen.
Dann kam allerdings die Ernüchterung: Die Frauen hatten insgesamt
weniger Alkohol getrunken und fanden die Männer durchweg unat-
traktiver. Denn, so lautete ihre Erklärung: »Betrunkene Männer sind
einfach unattraktiv.« Also, liebe Männer, es nützt euch nichts, wenn ihr
euch die Frauen schöntrinkt. Wenn ihr so betrunken seid, dass ihr sie
attraktiv findet, habt ihr bei ihnen längst keine Chance mehr.

AUFGEKLÄRT

Halbwahrheit

Halbwahrheit: Man(n) kann sich Frauen schöntrinken

Aufklärung: stimmt

Erklärung: In der Tat wirkt das Gegenüber attraktiver, wenn man Alkohol
getrunken hat. Man begibt sich allerdings in die Gefahr, durch sein eigenes
Verhalten unter dem Einfluss von Alkohol selbst nicht mehr attraktiv zu sein.

PILZE DARF MAN NICHT MEHR
AUFWÄRMEN

Ich liebe es, gut zu speisen. Und ich liebe es auch, zu kochen. In meiner Studentenzeit habe ich es mir bereits angewöhnt, wann immer es möglich ist, vorzukochen und die Reste einzufrieren. Eine Sache habe ich mich allerdings nie getraut: die Reste eines leckeren Pilzgerichtes wieder warm zu machen. Denn ich hatte gelernt, dass man Pilze nicht aufwärmen darf, weil sie dann Gifte freisetzen.

Eine **sinnvolle Regel** – damals

Und in der Tat ist die alte Küchenregel durchaus sinnvoll. Pilze sind leicht verderbliche Lebensmittel. Aufgrund ihres hohen Wasser- und Eiweißgehaltes bieten sie ideale Voraussetzungen für das Wachstum von Bakterien. Diese vermehren sich vor allem in einem Temperaturbereich zwischen 10 °C und 60 °C. Ein Erhitzen von Speisen, also auch Pilzen, auf über 70 °C tötet die meisten Keime ab. Problematisch ist allerdings, dass einige Bakterien auch Gifte bilden können, die durch das Kochen nicht zerstört werden. Diese Gifte können, wenn sie vom Menschen aufgenommen werden, schwere Krankheiten hervorrufen. Es ist daher sinnvoll, die Zeit, in der eine Mahlzeit in diesem lauwarmen Temperaturbereich ist, möglichst kurz zu halten. Und das gilt selbstverständlich für jede Mahlzeit – nicht nur für Pilzgerichte.

Jetzt müssen Sie Ihr Essen natürlich nicht hektisch herunterschlingen. Aber wenn Sie vorhaben, einen Teil der Mahlzeit bis zum nächsten Tag aufzubewahren, sollte dieser schnell in den Kühlschrank, um zügig auf unter 10 °C abgekühlt zu werden. Unsere Großeltern hatten noch keinen Kühlschrank. Deshalb hieß es damals: Hände weg von aufgewärmten Pilzen! Und das war auch richtig so.

TIPP

Zuchtpilze nicht waschen!

Wenn Sie Zuchtpilze wie Champignons oder Shiitake verwenden, so müssen
Sie diese nicht waschen oder schälen. Pilze aus der Zucht sind in der Regel
kaum verschmutzt. Es genügt, sie mit Küchenpapier abzutupfen. Gewaschene
Pilze verlieren nämlich schnell an Geschmack, da sie das Wasser aufsaugen.

Schnell **kalt** – schnell **heiß**

Übrigens sollte man Speisen nicht nur zügig abkühlen, sondern bei
der erneuten Zubereitung auch schnell wieder erhitzen. Je kürzer die
Speisen lauwarm sind, desto besser. Ein mehrfaches Wiederaufwärmen
ist überdies auch deshalb nicht empfehlenswert, weil die Nährstoffe und
Vitamine in den Lebensmitteln dadurch leicht zerstört werden.
Speisen, natürlich auch Pilze, können auch in der Mikrowelle aufgewärmt werden. Vitamine gehen in dem praktischen Gerät nicht
schneller kaputt als auf der Kochplatte. Wählen Sie eine mittlere
Einstellung, und rühren Sie das Essen von Zeit zu Zeit um, damit sich
alles gleichmäßig erwärmen kann. Bleiben Stellen im Gericht kühl,
droht Bakterienwachstum.

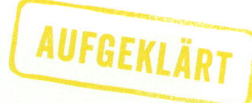

Halbwahrheit

Halbwahrheit: Pilze darf man nicht mehr aufwärmen
Aufklärung: stimmt nicht
Erklärung: Auch Pilze dürfen aufgewärmt werden. Allerdings sind sie leicht
verderblich, daher sollte man sie für das Aufbewahren im Kühlschrank zügig
abkühlen lassen und bei der erneuten Zubereitung schnell erhitzen.

SALZ
ERHÖHT DEN BLUTDRUCK

Mein Vater litt an Bluthochdruck. Und das war in den 70er-Jahren keine einfach zu behandelnde Erkrankung, denn es gab nicht so viele Medikamente zur Auswahl wie heute. Und sie hatten meistens unangenehme Nebenwirkungen. Kein Wunder also, dass mein Vater versuchte, den Blutdruck mit so wenig Medikamenten wie möglich niedrig zu halten. Einer der Gründe, weshalb meine Kindheit teilweise ziemlich fade war. Zumindest was den Geschmack des Essens anging. »Salz treibt den Blutdruck in die Höhe«, verkündete mein Vater eines Tages. Seitdem verschwand das Speisesalz vom Tisch und aus meiner Suppe. Schuld an dem faden Dilemma war unsere Hausärztin. Als sehr engagierte Internistin hatte sie viele Fachkongresse besucht. Und ihre theoretischen Kenntnisse hat sie dann bei ihren Patienten angewandt.

Aber stimmt es wirklich, dass Salz den Blutdruck erhöht? Hat mein Vater vielleicht der ganzen Familie einen wertvollen Dienst erwiesen, indem er uns vor den negativen Auswirkungen des weißen Pulvers schützte? Oder habe ich ohne medizinischen Grund jahrelang auf kulinarische Hochgenüsse verzichten müssen?

Bluthochdruck – eine gefährliche Krankheit

Hoher Blutdruck ist in der Tat eine sehr gefährliche Erkrankung. Und heimtückisch noch dazu. Denn meistens fühlt man sich mit genügend Druck in den Adern energievoll und munter. Kopfschmerzen, Ohrensausen oder sogar Atemnot haben nur die wenigsten Patienten, und das meistens auch nur bei sehr hohen Druckwerten.

Es klingt paradox, aber ein hoher Druck in den Blutgefäßen führt zu einer schlechteren Durchblutung. Der Bluthochdruck kann nämlich die

INFO

So funktioniert die **Blutdruckmessung**

Erwachsene sollten einen Druck von ungefähr 120/80 mmHg in den Körperarterien haben. Glücklicherweise kann man den Blutdruck unblutig messen. Mit einer aufblasbaren Manschette wird der Oberarm so zusammengedrückt, dass kein Blut mehr hindurchfließen kann. Der Arzt hört dann über der Armarterie keinen Puls. Nun wird aus der Manschette langsam die Luft abgelassen. Wenn der Druck von außen auf die Armarterie etwas geringer ist als der Blutdruck in der Ader, fängt das Blut an, sich unter der Manschette hindurchzudrücken. Der Arzt hört nun den Puls des einströmenden Blutes. Der Wert in genau diesem Moment wird als **systolischer Blutdruck** bezeichnet.

Der Arzt lässt dann weiter Luft aus der Manschette und vermindert somit weiter den Druck auf die Arterie. Wenn die Manschette zu schwach ist, um die Arterie weiter zuzudrücken, weil der Gefäßinnendruck höher ist als der äußere Manschettendruck, hört plötzlich das Pulsgeräusch ganz auf. Das ist der sogenannte **diastolische Blutdruck**, also der untere Wert.

Gefäße schädigen. Es bilden sich Engstellen und sogenannte Plaques der Gefäßinnenwand. Dann drohen Herzinfarkt und Schlaganfall. Grund genug also, auf einen gesunden Blutdruck zu achten.

Wer ist schuld? Das Gefäß oder das Salz?

Speisesalz kann in der Tat den Blutdruck in die Höhe treiben. Wissenschaftler haben sogar den Mechanismus der Salzwirkung entschlüsselt. Mithilfe von genetisch veränderten Mäusen haben Forscher herausgefunden, dass Salz die Bildung bestimmter Botenstoffe der Gefäßmuskulatur fördert. Diese Stoffe führen dazu, dass sich die Gefäße in Anwesenheit von Salz zusammenziehen. Durch die Verengung der Gefäße erhöht sich dann der Blutdruck. Man kann sich das so vorstellen, als würde man einen Gartenschlauch zusammendrücken. Das Wasser schießt dann mit einem größeren Druck aus der Öffnung heraus. Dasselbe passiert auch in unseren Blutgefäßen.

DEN SALZKONSUM EINSCHRÄNKEN

Mein Vater hatte also recht: Salz erhöht den Blutdruck. Und Patienten, die sowieso schon einen hohen Blutdruck haben, sollten daher die Zufuhr von Speisesalz begrenzen. Ein Mensch benötigt ungefähr drei Gramm Salz pro Tag. Bis zu sechs Gramm pro Tag gelten als gesundheitlich unbedenklich. In Deutschland essen wir allerdings im Durchschnitt ungefähr zehn Gramm Speisesalz pro Tag!

Und wir verspeisen Salz nicht nur aus dem Streuer. Insbesondere Fertiggerichte, Konserven und Wurstwaren sind wahre Salzschleudern. Mediziner gehen davon aus, dass jeder zweite an Bluthochdruck Erkrankte an einer erhöhten Salzempfindlichkeit leidet. Diese Menschen können ihren Blutdruck in der Tat etwas senken, indem sie die Speisen weniger stark salzen. Meistens reicht der Verzicht auf Speisesalz allerdings nicht aus, um völlig ohne Medikamente leben zu können. Übrigens kann man leckere würzige Speisen auch mit Kräutern und Pfeffer herstellen. Das wusste auch meine Mutter. Deshalb war meine Kindheit zwar salzarm, aber gar nicht so fade.

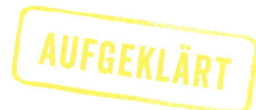

Halbwahrheit

Halbwahrheit: Salz erhöht den Blutdruck

Aufklärung: stimmt

Erklärung: Besonders bei empfindlichen Menschen kann Salz den Blutdruck in gefährliche Höhen treiben. Achten Sie daher auf eine salzarme Ernährung.

SCHOKOLADE MACHT
PICKEL

Ich gebe es zu: Ich hatte viele Pickel in meiner Jugend. Und meine
Jugend hielt an, bis ich 30 wurde. Ich habe viele Sachen ausprobiert, um
meine Akne loszuwerden. Sehr gut erinnere ich mich noch daran, dass
meine Mutter mir Hefetabletten aus dem Reformhaus mitbrachte.
Ich muss so ungefähr zwölf Jahre alt gewesen sein und hatte in meinem
Leben davor noch keine Tablette geschluckt. Aber die seelische Last der
Pickel war so groß, dass ich ein richtiger Hefe-Profi wurde. Geholfen
hat es allerdings nicht. Neben Hefe probierte ich auch verschiedene
Salben, Tiefenreinigung beim Hautarzt (davon zeugt heute immer noch
eine kleine Narbe in meinem Gesicht), Antibiotika – und eben absolu-
ten Schokoladenverzicht.
War das wirklich nötig? Hätte Schokolade meine Akne zum Erblühen
gebracht wie der Frühling die Krokusse? Oder hätte ich doch ab und an
mal ein Stückchen Schokolade naschen dürfen?

Wie **entstehen** eigentlich Pickel?

Die Haut hat einen eigenen Hautcreme-Mechanismus: die Talgdrüsen.
Wie eine Schutzcreme sorgt der Talg dafür, dass die Haut und die kleinen Haare geschmeidig gehalten werden. Das schützt vor Hauterkran-
kungen durch Chemikalien, Gifte oder Krankheitserreger. Die Funktion der Talgdrüsen wird unter anderem durch Hormone gesteuert.
Und die geraten in der Pubertät durcheinander. Die Talgproduktion in
den Drüsen verändert sich, es bilden sich Mitesser, sogenannte *Kome-
donen*. Sie entstehen, wenn der Ausführungsgang der Talgdrüse durch
Verhornung verstopft. Dann kann der Talg nicht mehr ungehindert
fließen und staut sich auf. Teilweise sind diese Mitesser sogar dunkel

und sehen daher schmutzig aus. Die schwarze Farbe hat allerdings nichts mit Dreck zu tun. Es ist mit Sauerstoff verbundenes Melanin, also Hautfarbstoff, der sich in den Hornzellen befindet.

Mitesser entzünden sich leicht, da sich durch den Stau des Talges Gewebedruck aufbaut. Wenn Bakterien an dieser Entzündung beteiligt sind, können Pusteln entstehen, die auch teilweise nach dem Abheilen noch Narben hinterlassen. Auch wenn bis zu 95 Prozent der Jugendlichen Hautveränderungen im Sinne einer Akne haben, wird dieses Hautbild längst nicht als normal empfunden. Der seelische Leidensdruck ist enorm, gerade in einer Lebensphase, in der die Attraktivität für das andere Geschlecht zunehmend an Bedeutung gewinnt.

Akne und **Ernährung**

Kann man durch falsche Ernährung die Akne verschlechtern? Oder gibt es vielleicht sogar eine »Akne-Diät«, mit der man die Pickel behandeln und ihnen den Garaus machen kann?

Leider existiert bis zum heutigen Tag keine verlässliche Untersuchung, die einen Zusammenhang zwischen Ernährung und Pickeln zeigen konnte. Man fand aber heraus, dass hohe Mengen an Vitamin B_{12} durchaus Akne hervorrufen können. Um eine durch diesen Vitalstoff ausgelöste Akne zu bekommen, muss man allerdings eine besonders große Menge Nüsse knabbern oder sehr viel Multivitaminsaft trinken. Diese Entstehungsursache der Akne dürfte folglich im täglichen Leben keine Rolle spielen.

Und auch für einen Zusammenhang zwischen dem Auftreten von Pickeln und einem erhöhten Schokoladengenuss gibt es bislang keinen wissenschaftlichen Beweis. Man könnte sogar in die andere Richtung argumentieren: Schokolade besteht aus Kakao, und der enthält viele Antioxidantien, die das Hautbild verschönern könnten. Trotzdem würde natürlich niemand auf die Idee kommen, Schokolade als Heilmittel gegen Akne zu empfehlen.

EXTRA

Weg mit den Pickeln – **Aknetherapien**

Welche medizinische Hilfe können die Jugendlichen also in Anspruch nehmen, wenn die Pickel ihnen zu schaffen machen? Hier sind die wichtigsten Behandlungsmöglichkeiten in der Kurzzusammenfassung:

Mittel	Wirkungsweise
Alpha-Hydroxy-Säuren	Zählen zu den natürlichen Fruchtsäuren und lösen die Komedonen auf. Das Peeling wird beim Hautarzt durchgeführt.
Antibiotika	Bekämpfen die Bakterien, die an der Akneentstehung beteiligt sind, und wirken dadurch entzündungshemmend.
Benzoylperoxid	Salben und Gels, die die Verhornung lösen können und akneauslösende Bakterien abtöten.
Hormone	Frauen können antiandrogen wirkende Hormone zuführen, zum Beispiel bestimmte Antibabypillen. Das beeinflusst die Talgproduktion und die Verhornung positiv.
Isotretinoin	Wird als Tablette angewendet, reduziert die Talgproduktion. Gefahr: Würde bei einer Schwangerschaft zu schweren Fehlbildungen des Ungeborenen führen.
Lichttherapie	UV-Strahlung kann antibakteriell wirken. Allerdings steigt das Hautkrebsrisiko an, und es kann zu vermehrten Verhornungen kommen, die die Akne sogar verstärken.
Retinoide	Werden äußerlich angewendet und lösen die Komedonen auf, sorgen allerdings teilweise für Juckreiz.
Zink	In Cremes häufig zusammen mit Antibiotika enthalten. Bei Zinkmangel auch als Tablette verwendbar. Reduziert die Entzündungen der Komedonen.

Vorsicht, Aknepickel **nicht ausdrücken!**

Ausdrücken sollte man Pickel übrigens nicht. Das Ausquetschen bringt meistens nicht den gewünschten Erfolg und kann die Wunde sogar vergrößern. Die auf der Haut befindlichen Keime können durch die Manipulation in tiefere Hautschichten gedrückt werden. Außerdem entstehen Quetschwunden und, durch die Fingernägel, Risse, die sich ebenfalls infizieren können. Meistens gelingt es sowieso nicht, den Talg restlos auszudrücken, sodass der Pickel sofort wieder zu sprießen anfängt. Durch die Vergrößerung der Wunde aufgrund der Manipulation können sich Narben bilden, die ein Leben lang bestehen bleiben. Besonders problematisch ist übrigens das Herumdrücken an Pickeln, die sich zwischen der Oberlippe und der Stirn befinden. In diesem Bereich befinden sich nämlich Hirnvenen, und eine Blutvergiftung aufgrund des Pickeldrückens kann zu einer lebensgefährlichen Infektion oder sogar zu einer Hirnvenenthrombose mit Schlaganfall führen. Während die kleineren Pickel meistens unproblematisch sind, können größere Entzündungen tatsächlich eine ärztliche Behandlung notwendig machen.

Ich hätte als Jugendlicher also durchaus ab und an Schokolade essen dürfen und dafür etwas weniger an meinen Pickeln herumdrücken sollen. Aber wahrscheinlich hätte ich dann stark zugenommen, und das hätte mir ja sicherlich auch nicht gefallen.

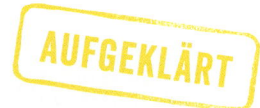

Halbwahrheit

Halbwahrheit: Schokolade macht Pickel

Aufklärung: stimmt nicht

Erklärung: Schokolade lässt keine Pickel sprießen. Die Akne ist eine Erkrankung des Talgdrüsenapparates der Haut und unabhängig von unserem Schokoladenkonsum.

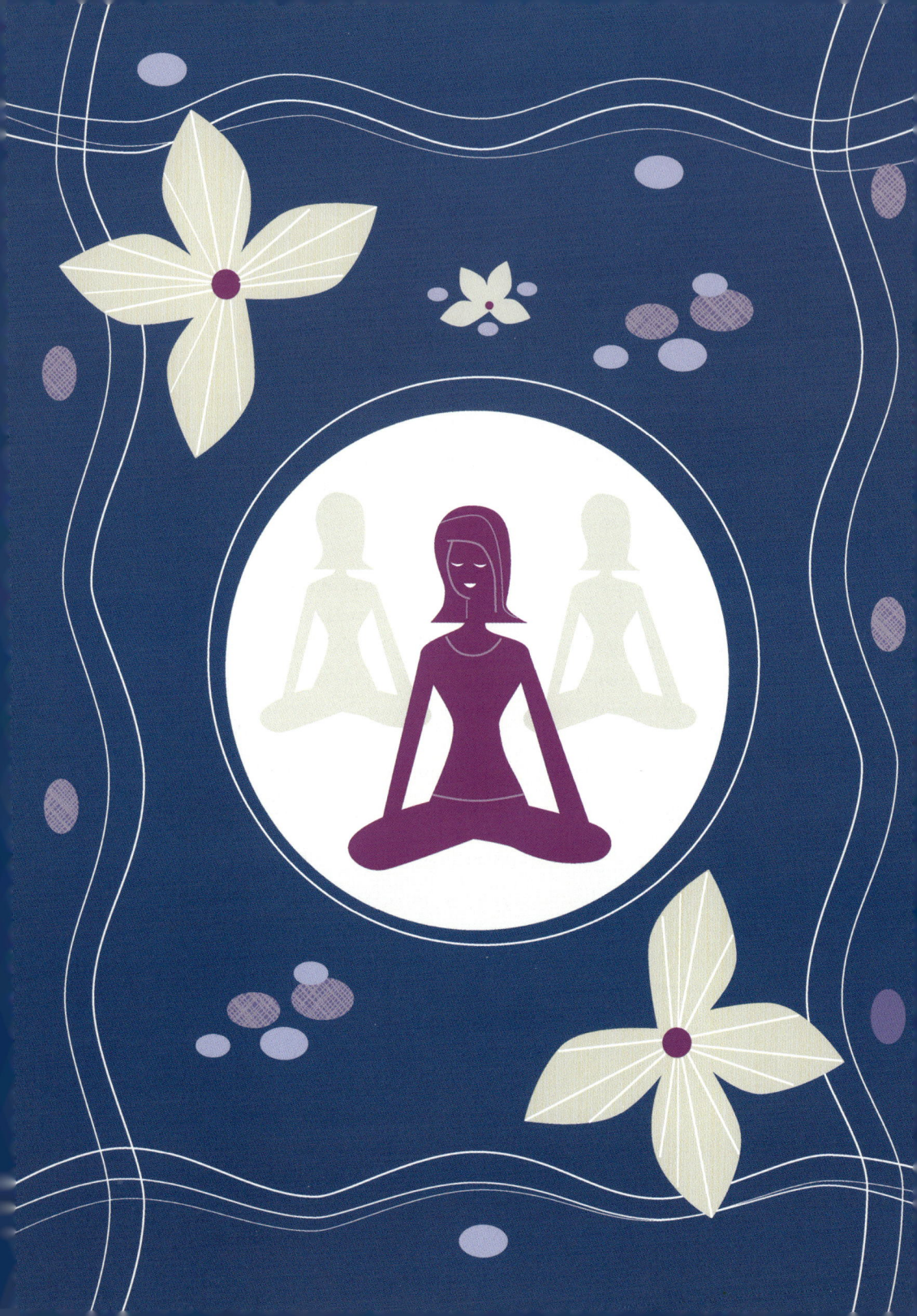

KÖRPER
UND ORGANE

Vor kaum etwas haben wir mehr Angst als vor dem Kranksein.
Ein Zwicken im Bauch, ein Ziehen im Rücken – schon befürchten wir
das Schlimmste. Auch wenn wir tief in uns spüren, dass nicht
jedes Zipperlein gefährlich ist und der menschliche Körper nicht zu jedem
Zeitpunkt rundläuft, so versuchen wir doch, uns immer gesund
zu verhalten. Aber wie geht das eigentlich? Darf ich die Nase schnäuzen,
oder soll ich den Schleim doch lieber hochziehen? Muss ich immer
gerade sitzen, um meine Bandscheiben zu schonen? Darf ich mit meinen
Gelenken knacken, wenn mir danach ist? Sie finden es heraus –
in diesem Kapitel.

LESEN IM DUNKELN
SCHADET DEN AUGEN

»Aber nicht mehr mit der Taschenlampe unter der Bettdecke lesen, das schadet den Augen!« – Wie oft haben wir diesen Satz in unserer Kindheit gehört? Mich persönlich hat das viele Jahre tatsächlich vom heimlichen Schmökern abgehalten. Aber irgendwann fing ich dann doch an, meine Comics klammheimlich mit ins Bett zu nehmen. Und heute bin ich kurzsichtig. Hätte ich damals auf meine Mutter hören sollen? Habe ich mir meine Augen verdorben, weil ich noch ein paar Minuten mit Superman Abenteuer erleben oder meine drei Fantasiefreunde Tick, Trick und Track in Entenhausen besuchen wollte?

Wie **funktioniert** unser Auge?

Wie kommt es eigentlich zu einem scharfen Bild in unserem Auge? Und warum ist das Bild bei mir als kurzsichtigem Zeitgenossen unscharf? Man kann das Auge mit einer Fotokamera vergleichen. Die Lichtstrahlen treten durch die Pupille in das Auge ein. Eine Linse im vorderen Teil des Auges sorgt dafür, dass das Bild im hinteren Teil scharf auf der Netzhaut abgebildet wird. Anders als bei einer Kamera ist die Linse des Auges allerdings verformbar. Ihre Elastizität sorgt dafür, dass das Bild auf der Netzhaut immer scharf ist, ganz gleich, wie weit das Objekt, auf das wir schauen, entfernt ist. Blicken wir in die Ferne, entspannt sich die Muskulatur, und die Linse wird flach. Schauen wir in die Nähe, wird sie kugelig und sorgt so für den richtigen Fokus.

Im Laufe unseres Lebens altert die Linse im Auge und verliert an Elastizität. Sie kann nicht mehr so stark gewölbt werden. Wir bekommen Schwierigkeiten, Gegenstände in der Nähe scharf zu sehen – es kommt etwa ab Mitte 40 zur Alterssweitsichtigkeit.

Aber nicht nur Probleme der Linse führen zu einer Fehlsichtigkeit. Auch eine falsche Länge des Augapfels kann für die unscharfen Bilder verantwortlich sein. Die Länge des Augapfels ist nämlich nicht das ganze Leben lang gleich. Im Rahmen des Körperwachstums kann es sein, dass der Augapfel länger wird oder eher kürzer bleibt. Deshalb entstehen viele Fehlsichtigkeiten im Laufe der Kindheit und Jugend. Durch die Fehlbeanspruchung beim Lesen in Dämmerlicht wird aber weder die Linse unelastisch noch verändert sich die Länge des Augapfels.

Schwerstarbeit für die Augenmuskeln

Natürlich müssen sich die Augen in der Dunkelheit mehr anstrengen, die kleinen Buchstaben zu lesen oder die schattigen Comic-Zeichnungen meiner Kindheitshelden zu erkennen. Bei einem gesunden Auge funktioniert das auch bei weniger Licht einwandfrei, sogar dann, wenn die Muskeln im Auge hierbei Schwerstarbeit leisten müssen. Die Augenmuskeln ermüden allerdings schneller, und dadurch verschlechtert sich die Sehkraft kurzfristig. Wenn die Muskeln aber wieder ausgeruht sind, beispielsweise am nächsten Morgen, ist auch das Sehvermögen so gut wie zuvor.

KOPFSCHMERZEN ODER TROCKENE AUGEN BEIM LESEN?

Die Ermüdung und Anspannung der Augenmuskeln ist auch der Grund, weshalb manche Menschen über Kopfschmerzen beim Lesen in der Dunkelheit klagen. Die Anstrengung der Muskulatur führt zu einem Spannungsgefühl – dann ist eine Pause angesagt.
Bei dunkler Umgebung zwinkert man auch seltener, um die wenigen Lichtstrahlen besser einfangen zu können. Durch den seltenen Lidschlag kommt es häufig zu trockenen Augen. Wie ein Scheibenwischer verteilen die Lider normalerweise den Tränenfilm auf der Bindehaut. Wenn wir weniger häufig blinzeln, werden unsere Augen trocken. Rötung und Schmerzen sind die unangenehmen Folgen. Das Auge benötigt dann etwas Zeit, sich zu erholen.

TIPP

Für **Autofahrer**

Wenn man einige Zeit bei schlechtem Licht gelesen hat, sollte man zunächst nicht Auto fahren, da die Sehkraft kurzfristig eingeschränkt sein kann.

Vorsicht bei **kleinen Leseratten!**

Also Beruhigung für alle Kinder, die den Tag heimlich noch etwas verlängern wollen? Nicht ganz! Kleine Kinder, die über eine längere Zeit hinweg die Augen in der Dunkelheit stark anstrengen, können dadurch tatsächlich kurzsichtig werden. In dieser Phase des Wachstums kann sich der Augenmuskel, der beim Dämmerungssehen kürzer wird, nicht mehr zurückziehen, die Sehschwäche bleibt dann bestehen. Das ist aber ausgesprochen selten und kommt nur vor, wenn ein Kind zum Beispiel jeden Abend mehrere Stunden lang ein Buch unter der Bettdecke liest. Ich jedenfalls war dafür zu müde. Denn das heimliche Lesen war anstrengend. Für die Augen und für die Seele. Ich hatte schließlich immer das Gefühl, etwas Verbotenes zu tun. Und für alle, die weniger Skrupel haben als ich damals: Es gibt auch schöne Hörbücher!

AUFGEKLÄRT

Halbwahrheit

Halbwahrheit: Lesen im Dunkeln schadet den Augen

Aufklärung: stimmt nicht

Erklärung: Wenn man es nicht übertreibt, schadet das Lesen bei Dämmerlicht den Augen nicht. Durch die vermehrte Anstrengung kann allerdings kurzfristig die Sehkraft abnehmen. Das Auge erholt sich aber schnell.

NASE HOCHZIEHEN
IST GEFÄHRLICH

In der Grundschule saß neben mir ein Junge, der die unangenehme Angewohnheit hatte, ständig die Nase hochzuziehen. Nicht nur, dass es für Außenstehende eklig ist, wenn ein anderer ständig laut schnieft – es störte auch den Unterricht. Unsere Lehrerin versuchte, dem Störer Manieren beizubringen. Sie sagte: »Nase hochziehen ist gefährlich. Du ziehst den ganzen Schnodder in die Nasennebenhöhlen, und dann wachsen da Bakterien.« Ich malte mir damals aus, wie die eitrigen Nasennebenhöhlen meines Klassenkameraden aussehen würden, und auch heute kommt mir noch dieses Bild ins Gedächtnis, wenn ich andere Menschen die Nase hochziehen sehe oder auch nur höre. Aber stimmt es wirklich, dass das Nasehochziehen gefährlicher ist als das beherzte Schnäuzen? Oder ist es einfach nur unhöflich?

Ein **Orkan** in der Nase

Wenn Stürme über unser Land fegen, die schneller als 118 Stundenkilometer sind, dann sprechen Meteorologen von einem Orkan. Und solche Stürme finden bei Erkältungen in unserer Nase statt. Wenn man allzu heftig in ein Taschentuch schnäuzt, kann durch den Druck Schleim aus der Nase in die Nasennebenhöhlen gelangen. Diese Höhlen sind Aussackungen der Nasenschleimhaut im Schädelknochen.

Durch die Nasennebenhöhlen wird der Schädelknochen des Menschen leichter, da Knochenmasse eingespart wird. Wahrscheinlich könnten wir sonst nicht mit erhobenem Haupt durch die Gegend ziehen, sondern würden dauerhaft den Kopf hängen lassen. Dass wir beim Naseschnäuzen etwas auf unsere Nebenhöhlen aufpassen müssen, ist also ein kleiner Preis, den wir für den aufrechten Gang zahlen.

EXKURS

Im **Flugzeug**

Jeder, der schon einmal mit dem Flugzeug unterwegs war, kennt dieses Phänomen: Nach dem Start haben wir das Gefühl, dass unsere Ohren geschlossen wären. Wenn wir dann schlucken oder gähnen, knackt es im Ohr, und wir können wieder richtig hören. Folgendes ist passiert: Nach dem Start ändert sich der Luftdruck in der Flugzeugkabine, er sinkt ab. Aber der Luftdruck in unserem Mittelohr ist zunächst gleich geblieben. Dadurch wird unser Trommelfell, das das Mittelohr nach außen begrenzt, nach außen gedrückt und kann nicht mehr richtig schwingen. Die Folge: Wir hören schlechter. Wenn wir jetzt unsere eustachische Röhre öffnen, also schlucken oder gähnen, kann Luft aus dem Mittelohr entweichen. Wir hören das besagte Knackgeräusch, und unser Ohr ist wieder frei. Bei der Landung des Flugzeugs ist es genau andersherum. Der Druck in der Kabine steigt, das Trommelfell wird nach innen gedrückt. Auch jetzt heißt es: schlucken oder gähnen. Problematisch wird es allerdings, wenn die Ohrtrompete durch eine Erkältung geschwollen ist. Dann kann sie sich nicht so gut öffnen, und der Druckausgleich ist erschwert. Kopfschmerzen und Hörstörungen sind die Folgen, die durchaus auch noch einige Zeit nach der Landung anhalten können.

Aber nicht nur die Nebenhöhlen laufen Gefahr, beim Naseputzen von Schleim überspült zu werden. Auch in das Mittelohr kann Sekret gelangen. Und zwar über die sogenannte eustachische Röhre. Dieser Kanal, auch Ohrtrompete genannt, verbindet das Mittelohr mit dem Nasen-Rachen-Raum. Normalerweise sorgt die Ohrtrompete dafür, dass ein Druckausgleich zwischen Mittelohr und Umwelt stattfinden kann. Durch Schlucken und Gähnen wird sie geöffnet, und der Luftdruck kann sich ausgleichen. Durch ebendiese Röhre kann beim Schnäuzen Schleim in das Mittelohr gelangen. Es droht eine Mittelohrentzündung.

Wie man **richtig die Nase putzt**

Allzu kräftiges Schnäuzen kann also in der Tat gefährlich sein. Wie aber geht es richtig? Zunächst sollte man immer nur durch ein Nasenloch schnäuzen. Erst wird das eine Nasenloch entleert, dann folgt das andere. Keinesfalls sollte man mit Gewalt prusten, sonst droht die Verschleppung von Keimen in Nasennebenhöhlen oder Mittelohr. Papiertaschentücher sind sinnvoller als Stofftaschentücher, wenn man sie nach dem Gebrauch wegwirft. So wird die Gefahr einer Keimübertragung verringert. Außerdem sollte man sich nach dem Naseputzen die Hände waschen. Ihre Mitmenschen werden es Ihnen danken.

Gerade Kinder sind sehr anfällig für Mittelohrentzündungen, daher sollten sie von Anfang an die richtige Technik lernen. Säuglinge können natürlich noch nicht alleine die Nase putzen. Bei ihnen sollte man die Nase mit einem weichen Tuch von außen reinigen oder die Nase mit einem speziellen Nasensauger aussaugen.

Und wie ist es nun mit dem Hochziehen? Entgegen der Meinung meiner Lehrerin ist das Hochziehen in der Tat nicht so gefährlich wie das starke Schnäuzen. Der Druck, der sich durch das Hochziehen aufbaut, ist zu gering, um nennenswerte Schleimmengen in die Nebenhöhlen oder das Mittelohr zu befördern. Ein maßvolles Schnäuzen ist dennoch eine sinnvolle Alternative, denn höflicher ist es allemal.

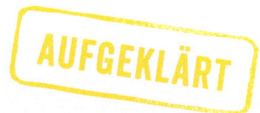

Halbwahrheit

Halbwahrheit: Nase hochziehen ist gefährlich

Aufklärung: stimmt nicht

Erklärung: Das Hochziehen von Nasenschleim mag zwar unhöflich sein, gefährlich ist es allerdings nicht. Es kann sogar gesünder sein, als sich allzu fest die Nase zu schnäuzen.

GERADE ZU SITZEN
IST DAS BESTE FÜR DEN RÜCKEN

Die Schule war anstrengend für mich. Nicht nur weil ich mich auf den Unterricht konzentrieren musste, sondern auch weil ich still sitzen sollte. Kippeln war verboten. Unsere Lehrerin sagte: »Wenn du umfällst und mit dem Kopf gegen die Heizung stößt, dann bist du tot.« Auf dem Stuhl herumzuhängen war genauso verboten. Das genüssliche Fletzen galt als unhöflich und als Gift für den Rücken. Jahrelang bemühte ich mich um anständiges Sitzen, auch wenn der Rücken schmerzte. Heute bin ich selber Vater zweier Töchter, und das Kippeln ist bei uns genauso verboten. Aber gerade sitzen, muss das wirklich sein?

Ist ein **gerader** Rücken ein **gesunder** Rücken?

Wenn der moderne Mensch eine Sache gut kann, dann ist es Sitzen. Immerhin sitzen wir pro Tag ungefähr fünfeinhalb Stunden, das haben Forscher in einer Studie an der Deutschen Sporthochschule in Köln herausgefunden. Aber richtiges Sitzen will gelernt sein. Der Rücken ist nämlich für längeres Sitzen nicht geeignet. Die Betonung liegt hier auf dem Wort *länger*. Ein längeres, starres Sitzen verlangt der Rückenmuskulatur einiges ab: Sie muss ständig Haltearbeit leisten und verspannt, andere Muskelgruppen erschlaffen und bilden sich zurück. Die Bandscheiben werden einseitig belastet und aufgrund der fehlenden Bewegung schlechter mit Nährstoffen versorgt.

Das aufrechte Sitzen mit nach vorne gekipptem Becken, herausgestreckter Brust und erhobenem Kopf ist nicht die natürliche Form des entspannten Sitzens. Wissenschaftliche Messungen zeigen, dass wir Wirbelsäule und Bandscheiben stärker beanspruchen, wenn wir angespannt auf einem Stuhl sitzen, als wenn wir in einem Sessel lümmeln.

DIE BANDSCHEIBEN – STOSSDÄMPFER UNSERER WIRBELSÄULE

Die Bandscheiben sind Verbindungen zwischen den einzelnen Wirbeln der Wirbelsäule. Der menschliche Körper hat insgesamt 23 Bandscheiben. Sie bestehen jeweils aus einem inneren, mit Flüssigkeit gefüllten Gallertkern und einem äußeren Faserring. Der innere Kern wirkt wie ein mit Flüssigkeit gefülltes Kissen und puffert die Stöße ab, die auf unsere Wirbelsäule einwirken. Im Laufe des Tages tritt durch die Belastungen, denen die Wirbelsäule ausgesetzt ist, Flüssigkeit aus den Bandscheiben aus. Über Nacht füllen sich die Bandscheiben wieder mit Flüssigkeit auf. Der Mensch ist daher am Abend bis zu drei Zentimeter kleiner als am Morgen! Man kann die Bandscheiben mit einem Schwamm vergleichen, der bei Druck ausgepresst wird und sich bei Entlastung wieder vollsaugt. Über diesen Mechanismus werden die Bandscheiben auch mit Nährstoffen versorgt. Das ist notwendig, da sie selber keine Blutgefäße enthalten und folglich auch nicht durchblutet werden.

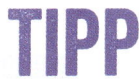

Fünf Tipps fürs **gesunde Sitzen**

- Sitzen Sie aufrecht mit nach vorn gekipptem Becken und leicht abfallenden Oberschenkeln. Die beste Sitzposition haben Sie mit einem um 135 Grad nach hinten geneigten Rücken.
- Pressen Sie die Oberschenkel nicht aneinander. Am besten bilden sie einen offenen Winkel von 45 bis 60 Grad.
- Wechseln Sie häufig Ihre Sitzhaltung.
- Gönnen Sie sich genügend Pausen vom Sitzen. Laufen Sie herum. Auch die Arbeit an einem Stehpult kann für eine gesunde Abwechslung sorgen.
- Lassen Sie sich mal hängen. Beginnen Sie mit dem Kopf, und rollen Sie langsam im Sitzen Wirbel für Wirbel nach vorne. Dehnen, strecken und räkeln Sie sich genüsslich.

Richtig sitzen für die **Bandscheiben**

Wenn Sie im Sitzen etwas für Ihre Bandscheiben tun wollen, dann stellen Sie Ihre Rückenlehne auf einen Winkel von 135 Grad ein. Genau genommen ist es die mittlere Position zwischen einem aufrechten Sitzen (90 Grad) und einem flachen Liegen (180 Grad). In dieser Position sind die Bandscheiben am wenigsten belastet.

DYNAMISCHES SITZEN

Eine Körperhaltung der größten Entspannung ist allerdings nur die eine Seite gesunden Sitzens. Denn selbst in der optimalen 135-Grad-Position fehlt den Bandscheiben und den Gelenken etwas, was diese Körperteile dringend benötigen: Bewegung! Knorpel und Bandscheibengewebe ernähren sich nicht durch Durchblutung, sondern durch die sie umgebende Flüssigkeit. Und damit die Nährstoffe eindringen können, müssen die Strukturen bewegt werden. Der Wechsel zwischen Be- und Entlastung belebt die Gewebe. Dynamisches Sitzen ist daher das Zauberwort, oder anders gesagt: Wechseln Sie Ihre Sitzhaltung immer wieder. Sitzen Sie mal vorgeneigt, mal ganz gerade, mal nach hinten gelehnt. Und sorgen Sie, wenn Sie viel am Schreibtisch arbeiten, für die richtigen Büromöbel, die das dynamische Sitzen unterstützen.

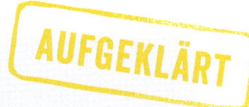

Halbwahrheit

Halbwahrheit: Gerade zu sitzen ist das Beste für den Rücken

Aufklärung: stimmt nicht

Erklärung: Es hat sich in wissenschaftlichen Untersuchungen gezeigt, dass eine Sitzposition mit einer um 135 Grad nach hinten geneigten Rückenlehne am besten für den Rücken ist. Wichtig beim Sitzen ist vor allem, nicht steif dazusitzen, sondern vielmehr dynamisch zu sitzen und sich viel zu bewegen.

MAN KANN SICH EINEN
BRUCH HEBEN

Ich war immer einer der Kleinsten in meiner Altersstufe, denn ich war als Kind eher klein und schmächtig. Aber natürlich wollte ich dazugehören. Und so packte ich richtig mit an. »Heb das lieber nicht hoch, sonst hebst du dir noch einen Bruch«, habe ich mehr als einmal in meinem Leben gehört. Viele Jahre glaubte ich, »einen Bruch heben« bedeutet, dass meine Knochen unter der schweren Last zerbrechen würden.

Wenn die **Leiste bricht**

Unter einem Leistenbruch, der sogenannten *Inguinalhernie*, versteht man einen Eingeweidebruch. Anders als beim Knochenbruch brechen die Organe allerdings nicht auseinander, sondern rutschen durch eine Lücke in der Bauchwand nach außen. Natürlich nicht ganz nach außen – es ist ja immer noch weiteres Bindegewebe davor und außerdem die Haut. Aber zumindest rutschen Teile des Körpers, die eigentlich in die Bauchhöhle gehören, eine Schicht nach außen: Der Patient bemerkt eine Beule an einer Stelle im Körper, wo früher keine Beule war.

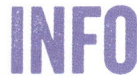

Männer sind häufiger betroffen

Der Leistenbruch ist einer der häufigsten Eingeweidebrüche. Vor allem Männer sind davon betroffen. Bei ihnen wandert der Hoden vor der Geburt aus dem Bauchraum durch den Leistenkanal in den Hodensack. Dadurch entsteht hier eine natürliche Schwachstelle.

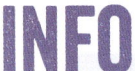

Die **Operation**

Der Weg zum Chirurgen ist heutzutage noch die einzige sichere Methode, um Einklemmungen von Brüchen zu vermeiden. Hernien können **offen** oder **minimalinvasiv**, also mit der sogenannten **Schlüssellochchirurgie,** operiert werden. Das Ziel der Operation ist, die Gedärme wieder in den Bauchraum zu verfrachten und die Bruchpforte zu verschließen. Bei den minimalinvasiven Verfahren wird die Bruchpforte mit einem Netz von innen verschlossen.

EINE NATÜRLICHE SCHWACHSTELLE

Leistenbrüche sind deswegen so häufig, weil der Bruch durch eine Stelle der Bauchwand nach außen tritt, die eine natürliche Schwachstelle ist: der Leistenkanal. Der Leistenkanal ist eine längliche Struktur der Bauchwand, durch die Nerven und Lymphgefäße hindurchführen. Bei Männern findet man im Kanal den Samenstrang, bei Frauen tritt das runde Gebärmutterband durch den Leistenkanal.

An dieser Schwachstelle kann nun ein Bruch entstehen. Durch eine Druckerhöhung im Inneren des Bauchraumes sacken das die Därme umgebende Bauchfell und manchmal auch Teile des Darmes selbst in und durch den Leistenkanal – die typische Beule entsteht.

Wenn sich der **Darm** selbst **erwürgt**

Das Problem bei einem Eingeweidebruch ist nicht die Beule, die entsteht, sondern die Gefahr einer Einklemmung. Der Bauchfell- und der Darmanteil, die durch die Bruchpforte getreten sind, werden weiterhin von innen durch ein Blutgefäß versorgt. Wenn der Bruchspalt allerdings eng ist oder sich Bauchfell oder Darm im Bruchspalt drehen, dann kann das Blutgefäß abgedrückt werden und die Blutversorgung des Gewebes vermindert sein. Der Arzt spricht von einer *Inkarzeration* oder von einem eingeklemmten Bruch. Hierbei handelt es sich um einen sehr schmerzhaften Notfall. Denn gelingt es dem Arzt nicht, den Bruch zurück in die Bauchhöhle zu drücken, kann das Gewebe absterben. Für den Patienten besteht dann Lebensgefahr, und meistens muss sofort operiert werden. Kleinere Brüche sind übrigens häufiger von einer Einklemmung betroffen, da der enge Bruchkanal die Blutversorgung schneller unterbinden kann.

Führt **schweres Heben** zu Brüchen?

Dass schweres Heben zu einem Bruch führt, konnte bislang nicht bewiesen werden. Für den Bruch ist eine Schwäche der Bauch- oder Leistenwand Voraussetzung. Und diese Schwäche entsteht nicht durch das Heben von schweren Dingen. Wenn ein Mensch allerdings schon einen kleinen Bruch hat, kann das Pressen bei größeren Belastungen die Beule vergrößern. Kleine Brüche können dann zum ersten Mal sichtbar werden. Das Heben hat aber nicht zum Bruch geführt – dieser war schon vor der Belastung da. Ich hätte als Kind also durchaus noch kräftiger mit anpacken können. Aber wahrscheinlich hat mich diese medizinische Halbwahrheit vor so mancher Anstrengung bewahrt.

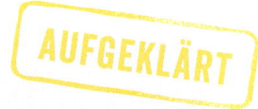

Halbwahrheit

Halbwahrheit: Man kann sich einen Bruch heben

Aufklärung: stimmt nicht

Erklärung: Eingeweidebrüche können durch das Heben von schweren Gegenständen zwar deutlicher zutage treten, ein Bruch an sich kann allerdings dadurch nicht entstehen – der war schon vor der Belastung vorhanden.

DIE HAARE WACHSEN NACH
DEM TOD WEITER

Unzählige Geschichten ranken sich um das Thema »Leben nach dem Tod«. Und damit meine ich nicht etwa Geschichten über mystische Auferstehungen. Ich spreche auch nicht von der Möglichkeit, dass unsere Seele nach dem Tod des Körpers in irgendeiner Form vielleicht weiterlebt. Es geht hier um das Weiterleben nach dem Sterben, also eigentlich um das »Doch-noch-nicht-ganz-richtig-tot-Sein«. Kann es sein, dass Teile unseres Körpers weiterleben, wenn wir doch schon tot sind? Und wann sind wir eigentlich wirklich tot?

Es passiert immer wieder: Eine Leiche wird vom Bestatter fachgerecht präpariert. Bei männlichen Toten gehört auch eine Rasur dazu. Und wenn die Angehörigen dann nach ein oder zwei Tagen den Toten besichtigen, dann hat er plötzlich einen Stoppelbart. War der Bestatter nachlässig bei der Rasur? Können die Haare sogar nach dem Tod weiterwachsen? Oder lebte der Tote etwa noch und war nur scheintot?

Der Tod – **was ist das** eigentlich?

Unser Körper ist aus ungefähr 100 Billionen Zellen aufgebaut. Und jede Sekunde gehen viele Millionen davon zugrunde – sie sterben. Dieser Zelltod gehört zu unserem Leben dazu. Der Körper könnte ohne ihn nicht gesund bleiben und sich entwickeln. Der Tod begleitet unser Leben also vom ersten Atemzug an. Neue Zellen entstehen und andere sterben. Der Tod scheint in unserem Erbgut einprogrammiert zu sein: *Apoptose* nennen Mediziner diesen programmierten Zelltod, quasi ein Selbstmord der kleinen Körperbausteine. Bei diesem geplanten Tod schrumpfen die Zellen und ziehen sich zurück – und schützen somit die Nachbarzellen vor giftigen Zellinhalten.

Stirbt Gewebe hingegen durch Sauerstoffmangel ab, so kommt es zu einem Anschwellen der Zellen mit anschließendem Zerplatzen. Giftige Inhaltsstoffe werden freigesetzt und können das umliegende Gewebe zerstören. Pathologen nennten diesen Zustand *Nekrose*.

Das Sterben des ganzen Menschen ist allerdings anders. Es beginnt, naturwissenschaftlich gesehen, mit dem Ausfall des Herz- und Kreislaufsystems. Alle Organe im menschlichen Körper benötigen Sauerstoff

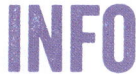

Die Angst, **lebendig begraben** zu werden

Die Angst, als Scheintoter lebendig begraben zu werden, bezeichnet man in der Medizin als **Taphephobie**. Das Wort **Phobie** stammt aus dem Griechischen und bedeutet **Angst** oder **Furcht**. Der Wortteil **Taphe** kommt ebenfalls aus dem Griechischen und bedeutet **Begräbnis**.

Die Angst davor, lebendig begraben zu werden, ist gar nicht einmal so abwegig. In früheren Zeiten kam es tatsächlich vor, dass für tot erklärte Menschen noch lebten. Nachdem die Scheintoten dann lebendig begraben wurden, sind sie tief unter der Erde qualvoll erstickt. Bei eventuellen Umbettungen bemerkte man dann, dass das Skelett in einer anderen Position lag – oder man fand sogar Kratzspuren eines Befreiungskampfes an der Innenseite des Sarges.

Um der Gefahr des Lebendig-begraben-Werdens zu entgehen, wurden Systeme entwickelt, die es dem fälschlich Begrabenen ermöglichen sollten, mit der Umwelt Kontakt aufzunehmen. So wurden komplizierte Seilzüge konstruiert, an deren Ende sich eine Glocke befand. Wenn der Untote im Sarg am Seil zog, klingelte die Glocke auf dem Friedhof …

Heute bieten zwar die modernen Diagnosemethoden, die den Ärzten zur Verfügung stehen, eine sehr sichere Todeserkennung, aber dennoch steckt die Angst vor dem Lebendig-begraben-Werden noch tief in uns.

zum Überleben. Und fehlt dieser, so funktionieren sie nicht mehr und fangen an, nacheinander abzusterben.

In den letzten Momenten unseres Lebens schlägt das Herz nur noch sehr schwach, und die Atmung wird flacher. Das Gehirn arbeitet langsamer, und die Aufmerksamkeit geht zurück. Das Augenlicht schwindet, und kurz danach werden auch die Geräusche der Umgebung schwächer wahrgenommen. Wenn das Herz zu schlagen aufgehört hat, ist das Gehirn das erste Organ, das stirbt. Nach weniger als einer Viertelstunde sind die Gehirnzellen so stark geschädigt, dass ein Weiterleben unmöglich wird. Der Hirntod gilt daher als Todeszeitpunkt. Nun sinkt auch die Körpertemperatur.

Nach dem Gehirn sterben nach und nach auch die anderen Organe. Zunächst das Herz, dann die Leber und die Lunge. Nach ungefähr zwei Stunden folgen die Nieren und nach spätestens 24 Stunden der Magen-Darm-Trakt. Durch die frei werdenden Verdauungssäfte und Bakterien beginnt der Körper sich von innen her langsam aufzulösen. Ein weiteres geordnetes Zellwachstum findet nun nicht mehr statt – auch nicht bei den Haaren.

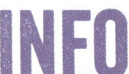

Zeichen des Todes

Die Zeiten, in denen Ärzte den Tod eines Patienten feststellten, indem sie mit einem Taschenspiegel die Atmung überprüften und bei Nicht-Beschlagen der Spiegeloberfläche lauthals verkündeten: »Der ist tot!«, sind glücklicherweise vorüber. Aber es ist nicht unbedingt ein EEG (Elektroenzephalogramm) auf einer Intensivstation notwendig, um zu erkennen, dass ein Mensch verstorben ist. Schließlich gibt es die sogenannten **sicheren Todeszeichen**: Totenflecke, die Totenstarre und schließlich die Fäulnis, die die Bauchdecke grünlich, später sogar bräunlich bis schwarz verfärbt.

EXKURS

Hirntod

Wenn das Gehirn tot ist, ist der Mensch tot. Zumindest sehen das die Mediziner heute so. Und diese Erkenntnis ist noch gar nicht so alt. Den Hirntod als sicheres Todeskriterium gibt es erst seit dem Jahr 1968. Zuvor wurde über Jahrtausende ein Mensch frühestens dann als tot angesehen, wenn er steif und kalt war. Heute kann ein Mensch also auch schon tot sein, obwohl noch Blut in seinen Adern fließt.

WOHER KOMMEN DANN ALSO DIE GESCHICHTEN DER UNRASIERTEN TOTEN?

Nach dem Eintritt des Todes verändert sich die Gestalt des Körpers. Die Haut verliert Wasser und schrumpft. Bartstoppeln treten daher deutlicher zutage. Das Haar wächst also nicht weiter aus der Haut heraus, sondern die Haut zieht sich am Haaransatz zurück.

Selbst wenn innerhalb der ersten 24 Stunden nach dem Tod die Haare noch weiterwachsen würden, könnten wir das Wachstum mit dem bloßen Auge kaum erkennen. Ein typisches Haar sprießt nämlich nur einen drittel Millimeter pro Tag. Und das reicht nicht einmal für einen kleinen Stoppelbart aus.

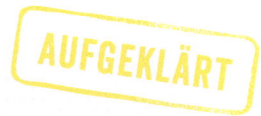

Halbwahrheit

Halbwahrheit: Die Haare wachsen nach dem Tod weiter
Aufklärung: stimmt nicht
Erklärung: Nicht die Haare wachsen, sondern das umgebende Gewebe zieht sich aufgrund des Wassermangels zurück.

WENN SICH JEMAND
VERSCHLUCKT, MUSS
MAN IHM AUF DEN RÜCKEN KLOPFEN

Einmal war ich bei meiner Tante zum Kuchenessen eingeladen. Wir unterhielten uns alle sehr angeregt, als plötzlich einer der Gäste anfing zu husten. Er hatte sich offenbar an einem Stück Streuselkuchen verschluckt. Meine Tante sprang sofort auf und klopfte dem älteren Herrn kräftig auf den Rücken. Glücklicherweise beförderten einige Hustenstöße das Gebäck in den Mund zurück. Nach der Episode entbrannte eine lebhafte Diskussion darüber, ob denn das Klopfen auf den Rücken beim Verschlucken tatsächlich die richtige Therapie sei. Kann man durch beherztes Klopfen einem Menschen vielleicht sogar das Leben retten?

Tod durch Verschlucken – **gibt es das?**

Ersticken durch verschluckte Nahrung ist gar nicht mal so selten. Das Statistische Bundesamt gibt einige Hundert Todesfälle im Jahr durch Blockierung der Atemwege oder das Verschlucken von Nahrungsmitteln an. Dabei ist »Verschlucken« gar nicht das richtige Wort für das, was beim sogenannten »Bolustod« eigentlich passiert. Normalerweise schlucken wir den Nahrungsbissen nach dem gründlichen Durchkauen durch die Speiseröhre in den Magen herunter. Bei Schluckstörungen, aber auch bei angeregten Unterhaltungen während des Essens oder nach ausgiebigem Alkoholgenuss kann einem das Essen aber sprichwörtlich im Halse stecken bleiben. Nun kommt es darauf an, ob der Nahrungsklumpen – medizinisch *Bolus* – in der Speiseröhre, im Kehlkopf oder in der Luftröhre stecken bleibt. Im einfachsten Fall bleiben Speisebrocken in der Speiseröhre stecken. Hier sind sie zunächst nicht lebensgefährlich, da man weiterhin gut Luft bekommt.

Wenn ein Speisebrocken allerdings lange in der Speiseröhre stecken bleibt, kann es durch den Druck zu Schädigungen der Schleimhaut kommen. Außerdem kann ein Nahrungsstück in der Speiseröhre auch die Passage von weiterer Nahrung behindern. Wenn man dann weiteriisst oder gar schlingt, kann es förmlich zu einem Überlaufen kommen, und Speisen können in die Luftröhre geraten. Ist Nahrung blockierend in der Speiseröhre stecken geblieben, sollte man allenfalls nur noch kleine Schlucke Wasser trinken und umgehend den Rettungsdienst rufen. Festsitzende Brocken müssen meistens im Krankenhaus operativ in Narkose entfernt werden.

SPEISEBROCKEN IN DER LUFTRÖHRE

Wenn Speiseteile in die Luftröhre geraten, kommt es meistens zu einem starken Hustenreiz. Die gute Nachricht: Wenn man noch husten kann, kann man auch noch atmen. Und Husten ist der wirksamste Mechanismus, um Fremdkörper aus den Atemwegen zu befördern. Wenn das Atmen allerdings schwerfällt, nur noch ein Röcheln gelingt oder

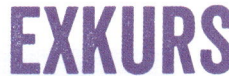

Zenker-Divertikel

Beim Zenker-Divertikel handelt es sich um eine Aussackung des unteren Schlund-Bereiches. Vor allem Männer über 60 Jahren sind von dieser Erkrankung betroffen. In dieser Ausstülpung können sich beim Schlucken Speiseteile sammeln. Diese können nach einiger Zeit wieder nach oben in den Mund gelangen – ohne jemals im Magen gewesen zu sein. Die Patienten würgen daher häufig, auch lange nach dem Essen, unverdaute Speisen wieder hoch. Wenn Speisereste beim Hochwürgen eingeatmet werden und in die Lunge gelangen, kann es zu einer Lungenentzündung kommen. Verursacht ein Zenker-Divertikel Beschwerden, sollte es operiert werden.

INFO

Heimlich-Manöver

Das Heimlich-Manöver wurde nach seinem Erfinder, dem amerikanischen Arzt **Henry J. Heimlich**, benannt und ist eine Erste-Hilfe-Maßnahme gegen den Erstickungstod durch blockierte Atemwege. Als Helfer stellt man sich hinter den Patienten und umfasst von hinten den Oberbauch. Der Helfer ballt dann eine Hand zur Faust und legt sie unterhalb des Brustbeins auf den Bauch des Patienten. Mit der zweiten Hand wird nun die Faust gegriffen und kräftig mit einem Ruck nach hinten gestoßen. Es wird so gleichsam die Funktion des Zwerchfells beim Husten nachgemacht. Das Manöver ist allerdings nicht risikolos: Es können innere Organe verletzt werden. Da eine komplette Blockade der Atemwege ohne Therapie tödlich ist, muss das Risiko jedoch durchaus in Kauf genommen werden.

im schlimmsten Fall gar keine Luft mehr ein- oder ausgeatmet werden kann, ist höchste Eile geboten. Es muss sofort der Rettungsdienst alarmiert und Erste Hilfe geleistet werden.

Kann der Betroffene nicht mehr sprechen oder husten, muss man davon ausgehen, dass die Atemwege komplett verschlossen sind. Als Sofortmaßnahme sollte dann das sogenannte *Heimlich-Manöver* (siehe oben) durchgeführt werden. Hierdurch wird ein Hustenstoß simuliert, der den Brocken, der die Atemwege versperrt, lösen kann.

DER PLÖTZLICHE BOLUSTOD

Steckt der Nahrungsbrocken im Kehlkopf fest, kommt es nicht nur zu einem Verschluss der Atemwege, sondern auch zu einer Reizung der Nerven in dieser Region. Hierdurch kann es zu einem plötzlichen Herz-Kreislauf-Stillstand kommen, an dem der Mensch sofort verstirbt, wenn keine Herz-Lungen-Wiederbelebung durchgeführt wird.

WICHTIG

Notarzt, Rettungsstelle oder Hausarzt?

Wenn eine Atemnot besteht, sollte immer der Notarzt über die Nummer 112 alarmiert werden. Das ist die europaweit gültige Notrufnummer für lebensbedrohliche Erkrankungen. Verschwenden Sie keine Zeit mit einem Anruf beim Hausarzt oder einer Fahrt im eigenen Auto ins Krankenhaus. Alarmieren Sie den Rettungsdienst, und geben Sie »Atemnot« als Stichwort an.

SCHLÄGE AUF DEN RÜCKEN

Wenn man sich verschluckt und husten muss, ist es also am besten, den Menschen einfach husten zu lassen. Gelingt es dem Patienten nicht, durch Husten Linderung zu bekommen, können einige kräftige Schläge zwischen die Schulterblätter in der Tat den Fremdkörper lockern. Der Oberkörper sollte dabei nach unten gebeugt werden, damit der Brocken nicht weiter in die Atemwege eindringt. Sind die Atemwege massiv blockiert und hat das Klopfen keinen Erfolg, muss sofort das Heimlich-Manöver durchgeführt und der Rettungsdienst alarmiert werden.

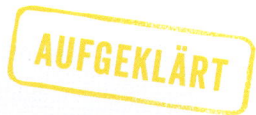

Halbwahrheit

Halbwahrheit: Wenn sich jemand verschluckt, muss man ihm auf den Rücken klopfen

Aufklärung: stimmt

Erklärung: Bei leichtem Verschlucken befördert der Hustenreiz den Fremdkörper von alleine heraus. Bei einer Blockade der Atemwege können einige Schläge auf den Rücken hilfreich sein. Verschlucken mit Atemnot ist ein lebensbedrohlicher Notfall und erfordert sofortige medizinische Hilfe.

FINGERKNACKEN
VERURSACHT ARTHROSE

Bei meiner Oma lag ein Foto von einer verkrüppelten Hand im Wohnzimmerschrank. Es war die Hand eines Rheumapatienten: die Gelenke geschwollen und die Finger keineswegs so gerade wie eine Mohrrübe, sondern eher krumm wie eine Ingwerknolle. Meine Oma wurde nicht müde, mir genau dieses Bild zu zeigen, wenn ich wieder einmal aus Langeweile mit meinen Fingern knackte.

Sie kennen das bestimmt: Die Finger werden genüsslich ineinandergehakt, um unter leichtem Zug die Gelenke zu überdehnen. Am Anfang tut es noch etwas weh, doch schließlich wird man mit einem erlösenden und lauten »Knack« belohnt. Drohend schaute mich meine Oma dann an. Sie orakelte meine baldige Verkrüppelung herbei, würde ich nicht aufhören, diese ekligen Knackgeräusche zu produzieren.

Finger, Wirbel, Schultern, Kiefer, Knie oder Hüfte – Knacken in allen Variationen

Im Laufe meines mehr oder weniger knackfreien Erwachsenwerdens lernte ich allerdings viele Menschen kennen, die durchaus Freude beim Knacksen mit den Fingern empfanden. Bei abendlichen Partys oder auf dem Schulhof fanden regelrechte Knack-Wettbewerbe statt. Wettkämpfe, die ich natürlich regelmäßig verlor, da ich aus Angst vor meiner Oma nicht genügend Zeit mit dem Training zugebracht hatte. Ich lernte auch Menschen kennen, die mit ganz anderen Gelenken als nur mit den Fingern knacken konnten: mit der Halswirbelsäule, mit der Schulter, mit dem Kiefergelenk, mit den Knien oder sogar mit der Hüfte. Mit der Zeit fragte ich mich allerdings, ob wirklich eine Gefahr bestand.

Konnte durch das herbeigeführte Knacken vielleicht Rheuma entstehen? Und wenn es schädlich ist – warum fühlt es sich dann so gut an?

WAS STECKT HINTER DEN KNACKGERÄUSCHEN?

Warum Gelenke knacken, das wissen selbst Orthopäden, die Fachärzte für Knochen und Gelenke, heute noch nicht ganz genau. Wahrscheinlich sinkt durch den Zug am Gelenk der Druck innerhalb der Gelenkkapsel schlagartig ab. Der entstehende Unterdruck führt dann dazu, dass sich Gase, die in der Gelenkschmiere gelöst sind, freisetzen. Wie bei einer Mineralwasserflasche, die man öffnet und bei der Hunderte Bläschen aufsteigen – nur dass es im Gelenk nicht zischt, sondern knackt. Orthopäden nutzen das Knacken sogar als Behandlungsmethode: die Chirotherapie. Kann es dann wirklich gefährlich sein?

Was sagt die **Wissenschaft** zur **Gefahr** der knackenden Gelenke?

Vor mehr als 20 Jahren untersuchten amerikanische Wissenschaftler den Effekt des Knackens auf die Gelenksfunktion. Das Team um Jorge Castellanos aus Ohio fand heraus, dass das Knacken weder Rheuma hervorrufen könne noch das Gelenk durch die Belastung Schaden nehme. Allerdings komme es durch wiederholtes Knacken zu Schwellungen der Finger, und auch die Kraft der Hände könne im Laufe der Zeit Schaden nehmen.

KNACKER UND NICHT-KNACKER IM VERGLEICH

Mich erstaunte aber eine ganz andere Aussage der Studie: Vergleicht man die Gruppe der Gelenkeknacker mit den Nicht-Knackern, findet man bei den Knackern häufiger Menschen, die dem Alkohol zugeneigt sind. Auch Raucher knacken häufiger mit den Gelenken als Nichtraucher und befinden sich damit in guter Gesellschaft mit den Nägelkauern, die ebenfalls gerne mit den Fingern knacksen.

EXKURS

Das **Gelenk**

Ein Gelenk ist die mobile Verbindung zweier Knochen. Es lässt sich in verschiedene Richtungen bewegen. Begrenzt wird der Bewegungsspielraum durch Knochen, Muskeln und Bänder.

Bei der Bewegung eines Gelenkes unterscheidet man den **aktiven** vom **passiven Bewegungsspielraum**. Als aktiv bezeichnet man den Bereich, in dem wir ein Gelenk durch unsere Muskelkraft bewegen können. Aber auch wenn man mit Muskelkraft alleine nicht weiterkommt, ist das Gelenk meistens von außen noch ein bisschen mehr bewegbar. Nehmen wir beispielsweise den Bizepsmuskel. Das ist der Muskel, der den Ellenbogen beugt und dabei so sexy aussieht. Wenn man das Ellenbogengelenk beugt, so berührt man mit ausgestreckter Hand fast das Schultergelenk. Irgendwann ist mit der Bewegung aber Schluss. Das war der aktive Bewegungsspielraum. Wenn ich nun mit der Hand des anderen Armes das Ellenbogengelenk noch etwas weiter durchdrücke, sodass die Hand das Schultergelenk berühren kann, befinde ich mich im passiven Bewegungsspielraum des Ellenbogens.

Ist **Chirotherapie** gesundheitsschädlich?

Wenn das Knacken eines Gelenkes zu einer Schwellung und einer verminderten Muskelkraft führt, warum nutzen es dann die Ärzte in der Chirotherapie bei der Behandlung ihrer Patienten?

MIT CHIROTHERAPIE BLOCKADEN LÖSEN

Wenn wir ein Gelenk nicht ständig trainieren, verkleinert sich sein aktiver Bewegungsspielraum. Die passive Beweglichkeit bleibt zunächst aber gleich. Wenn ein vermindert bewegliches Gelenk nun plötzlich in den vollen Gelenksausschlag gebracht wird, kann es sein, dass es sich in dieser ungewohnten Stellung verhakt. Man spricht von einer Blockade. Bei der Wirbelsäule bleiben dann Teile des Bewegungssegmentes fixiert und erreichen nicht mehr spontan ihren Ruhepunkt. Der Rücken muss zunächst auf dieses Segment verzichten. Um diesen Mangel auszugleichen, ändert sich die gesamte Statik des Rückens. Auf Höhe der Blockade spannen sich die Muskeln an. Das ist ein Schutzmechanismus des Körpers, um weitere Fehlbewegungen des Gelenkes zu verhindern. Das Gelenk wird sozusagen im körpereigenen Gipsverband ruhig gestellt. Der Chirotherapeut versucht nun, durch gezielte Bewegungen des Gelenkes die Blockaden zu lösen. Dass es dabei laut knackt, sei nicht bedenklich, versichern die Orthopäden.

EIN ZEICHEN VON NERVOSITÄT

Wie das halt so ist mit Weisheiten von Großmüttern. Meistens handelt es sich um Märchen, die bei der Kindererziehung helfen sollen. Aber sie enthalten häufig ein Stückchen Wahrheit. Somit hatte meine Oma wohl durchaus recht, wenn sie mir das Fingerknacken verbot. Denn das Knacken der Fingergelenke ist zwar nicht schädlich, man sollte es allerdings auch nicht übertreiben. Es scheint vor allem eine Geste der Nervosität zu sein. Und es gibt sicherlich Methoden, die besser geeignet sind, um Stress abzubauen, etwa autogenes Training oder Yoga.

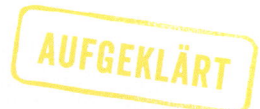

Halbwahrheit

Halbwahrheit: Fingerknacken verursacht Arthrose

Aufklärung: stimmt nicht

Erklärung: Das Knacken mit den Fingergelenken ist nicht schädlich, man sollte es allerdings nicht übertreiben. Die Finger können anschwellen, und die Kraft der Hände kann abnehmen.

ERSCHRECKEN IST DAS BESTE MITTEL
GEGEN SCHLUCKAUF

Herr Graber verlangt in der Apotheke ein Mittel gegen Schluckauf. Der Apotheker gibt ihm eine Ohrfeige und sagt: »Entschuldigen Sie, aber das ist das beste Mittel. Sehen Sie, Ihr Schluckauf ist weg.« »Kunststück«, erwidert Herr Graber, »den Schluckauf hat ja meine Frau!« Nun gut, über Schluckauf macht man keine Witze. Braucht man auch gar nicht, denn Schluckauf ist lustig genug. Auf jeden Fall für die anderen, die ihn nicht haben.

Krampfartige Anspannungen des Zwerchfells führen beim *Singultus*, so heißt der Schluckauf in der Fachsprache, zum ruckartigen Einatmen. Bei fast geschlossener Stimmritze kommt es dann zu lauten Geräuschen, die in unpassenden Momenten für Belustigung sorgen.

Da der Schluckauf aber nicht nur zu peinlichen Situationen führen kann, sondern durchaus auch unangenehm ist, möchte der Betroffene ihn meistens so schnell wie möglich wieder loswerden. Aber was hilft nun wirklich dagegen? Ist es die Ohrfeige oder der Schreck, den man eingejagt bekommt? Oder hilft das häufig empfohlene Luftanhalten?

Ist die **Kiemenatmung** schuld?

Warum haben wir überhaupt Schluckauf? Die meisten Körperfunktionen haben ja durchaus einen speziellen Sinn, aber wofür ist das Hicksen gut? Blicken wir einmal in die Tierwelt: Amphibien und Lungenfische – das sind Fische, die sowohl Kiemen haben als auch eine Lunge – spritzen mit dem Mund Wasser über ihre Kiemen. Dabei schließen sie ihre Stimmritze, damit keine Flüssigkeit in die Lungen fließen kann. Genau diese Art von Bewegung ist es, die wir Menschen beim Hicksen auch beobachten können. Und zwar schon lange vor der Geburt! Bereits im

Mutterleib haben Ungeborene Schluckauf. Die Gehirnfunktion, die bei Amphibien und Lungenfischen die Kiemenatmung kontrolliert, ist also wahrscheinlich auch noch beim Menschen vorhanden.

GAR NICHT REIZVOLL: DAS GEREIZTE ZWERCHFELL

Nun besitzen wir ja keine Kiemen mehr und spucken, anders als Lungenfische, auch nur selten Wasser durch die Gegend. Warum hält sich also der evolutionäre Schluckauf-Reflex so hartnäckig im Menschen? Wissenschaftler haben darauf noch keine sichere Antwort finden können. Einige Forscher gehen davon aus, dass die Babys im Mutterleib den Schluckauf nutzen, um die Atemmuskeln zu trainieren. Das ist besonders praktisch, da die Stimmritze beim Hicksen geschlossen ist und dadurch kein Fruchtwasser in die Lunge fließen kann.

Medizinisch gesichert ist allerdings, dass eine Reizung des Zwerchfells einen Schluckauf auslösen kann. Das Zwerchfell ist die Muskelplatte, die den Brustraum vom Bauchraum trennt. Mithilfe des Zwerchfells atmen wir. Wenn es sich senkt, atmen wir ein, hebt es sich, kommt es zur Ausatmung. Wenn nun der Nerv, der das Zwerchfell steuert, oder der Zwerchfellmuskel selber gereizt wird, kann es zu den bekannten krampfartigen Zuckungen kommen – der Mensch hat Schluckauf. Der Hicks-Reflex aus dem Stammhirn lässt sich nicht bewusst unterdrücken. Interessanterweise lassen sich aber sowohl die Kiemenbelüftung bei Kaulquappen als auch die Schluckaufbewegungen durch eine Erhöhung des Kohlendioxidgehalts im Wasser beziehungsweise in der Atemluft hemmen. Wäre das eine Möglichkeit, dem Schluckauf zu begegnen?

Mit **Kohlensäure** gegen den großen Hickser

Wissenschaftler haben herausgefunden, dass eine Erhöhung des Kohlendioxid (CO_2)-Gehaltes im menschlichen Blut einen Schluckauf beenden kann. Aber wie kann man seinen Blut-Kohlensäuregehalt steigern? Ganz einfach: wie die hysterischen Frauen aus Hollywood.

Sie kennen bestimmt die Szenen aus vielen Hollywood-Filmen, in denen die Diva aufgeregt in eine Tüte atmen muss. Die Krankheit, die hier filmisch umgesetzt wird, ist das sogenannte *Hyperventilationssyndrom*. Durch zu schnelles Atmen verliert der Körper nämlich Kohlendioxid, und es setzt ein Gefühl der Atemnot ein. Muskeln können verkrampfen, und es wird einem schwarz vor Augen. Die einfache Therapie: Das Kohlendioxid, das man zu viel ausatmet, einfach in eine Tüte pusten und wieder einatmen. Dadurch steigt der CO_2-Gehalt des Blutes, und die Hyperventilation wird unterbrochen.

Ähnlich kann man beim Schluckauf verfahren: Langsam in eine Tüte atmen und die ausgestoßene Luft einfach wieder einatmen. Eine halbe Minute ist in der Regel ausreichend, dann sollte der Schluckauf normalerweise verschwunden sein.

EXKURS

Was Menschen so alles gegen **Schluckauf** erfunden haben (**nicht** zur Nachahmung **empfohlen!**)

- Die Zunge mit den Fingern aus dem Mund herausziehen. Hierdurch soll sich das Zwerchfell entspannen.
- Sich entspannt auf den Rücken legen und dann beide Knie dicht an den Bauch heranziehen. Auch das soll für eine tiefe Zwerchfellentspannung sorgen.
- Schnell hecheln wie ein Hund. Dadurch soll sich die Atmung normalisieren.
- Handstand machen und dabei ein Glas Wasser trinken.
- Sich selber einen Faustschlag in den Bauchraum verpassen.
- Die Ohren mit beiden Daumen zuhalten und gleichzeitig die Nase mit den kleinen Fingern zusammendrücken. Dann beherzt mit geschlossenen Lippen die Backen aufblasen.
- Küssen, und zwar einen langen Zungenkuss machen.

INFO

Hausmittel gegen **Schluckauf** (zur Nachahmung empfohlen)

- erschrecken
- etwas Kaltes trinken (nach dem Ausatmen mit zugehaltener Nase)
- die Atmung beeinflussen oder die Luft anhalten
- mit den Händen leichten Druck auf die Augen ausüben

Andere Hausmittel gegen das Hicksen zielen eher auf eine Reizung des Vagus-Nervs ab. Dieser Teil des vegetativen Nervensystems ist für die Ruhe-Reaktion im Körper verantwortlich. Und er steuert die Zwerchfellbewegung. Eine Reizung kann in der Tat auch bei Schluckauf Linderung bringen. Viele Menschen schwören auf Vagus-Hausmittel (siehe Kasten oben). Wissenschaftlich bewiesen ist eine Wirkung aber in der Tat nur bei einer Erhöhung des CO_2-Gehaltes durch die Tütenatmung. Übrigens: Wenn man sehr häufig Schluckauf hat oder das Hicksen gar nicht mehr aufhört, sollte man zum Arzt gehen. Es können auch ernsthafte Erkrankungen hinter dieser Störung stecken.

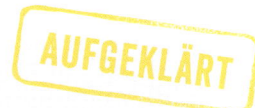

Halbwahrheit

Halbwahrheit: Erschrecken ist das beste Mittel gegen Schluckauf
Aufklärung: stimmt nicht
Erklärung: Erschrecken kann über eine Reizung des Nervus vagus zwar manchmal hilfreich gegen Schluckauf sein. Wissenschaftlich bewiesen ist allerdings nur, dass die künstliche Erhöhung des CO_2-Gehaltes im Blut durch Beutelrückatmung hilft.

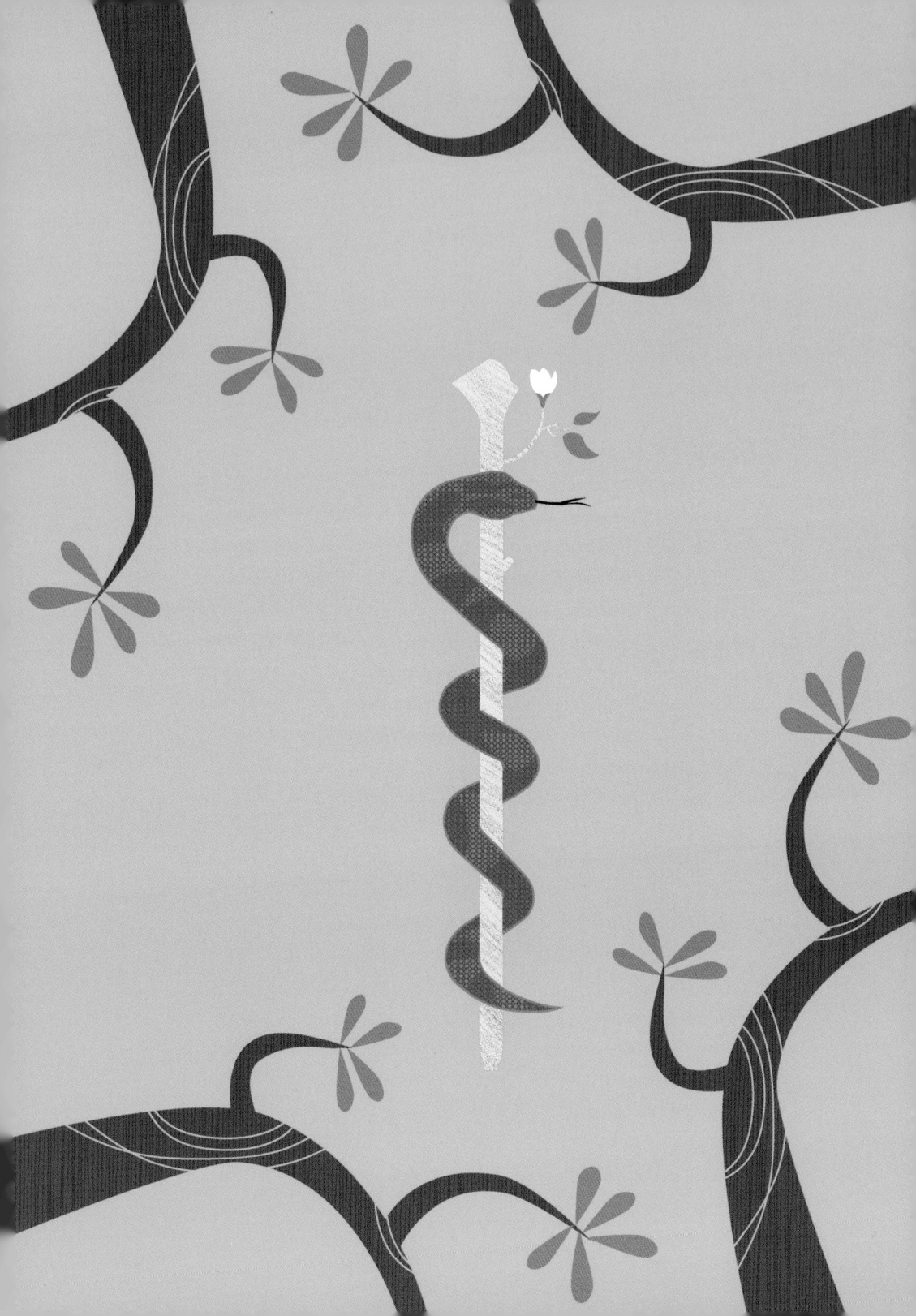

WEISHEITEN

RUND UM KRANKHEITEN

Sie kennen es bestimmt: Da hat Sie ein heftiger Durchfall erwischt,
und plötzlich weiß jeder, was Sie tun müssen. So wird der Nachbar zum
Arzt, die Mutter zur Krankenschwester und die Wurstfachverkäuferin
zur Gesundheitsexpertin. Salzstangen müssen es sein. Und Cola.
Und dann gibt es da doch diese tolle Karottensuppe.
Bei Alltagskrankheiten verstehen wir schließlich keinen Spaß.
Lesen Sie das folgende Kapitel besonders aufmerksam. Damit Sie das
nächste Mal gute Argumente an der Hand haben, warum Sie an der
Gürtelrose bestimmt nicht sterben werden und weshalb die kalte Mauer,
auf der Sie sitzen, Ihnen nicht schadet.

SALZSTANGEN UND COLA
HELFEN GEGEN DURCHFALL

Sind Sie schon einmal sesshaft geworden? Ich glaube schon. Zumindest wenn man die »sitzende Krankheit« mit dem medizinischen Namen *Diarrhoe* damit meint. Bestimmt hatte jeder von uns schon mindestens einmal in seinem Leben Durchfall. Jede Aktivität, die eine dringend benötigte Toilette in unerreichbare Ferne rückt, bringt uns dann der Verzweiflung ein gutes Stück näher.

Meistens ist der Durchfall glücklicherweise völlig harmlos, wenn auch nervig. Gefahren bestehen vor allem bei kleinen Kindern oder bei älteren Menschen. Trotzdem existiert eine Vielzahl von Tipps und Tricks, wie man der Magen-Darm-Grippe am besten begegnen soll. Aber helfen Hausmittel wirklich? Und wie ist es mit der viel beschworenen Cola und den Salzstangen?

Wie kommt es zum Durchfall?

Jeder hat ihn – mehr oder weniger heftig – schon gehabt, aber wer kann erklären, was Durchfall eigentlich ist? Von Durchfall spricht der Arzt, wenn man mehr als 250 Gramm Stuhlgang pro Tag absetzt und die Stuhlfrequenz und der Wasseranteil zu hoch sind. Also einfacher gesagt: zu viel, zu oft, zu weich.

Durchfall entsteht im Darm. Hier werden normalerweise Zuckermoleküle in kleine Bausteine gespalten und durch die Darmwand in den Körper aufgenommen. Genau genommen ist der Innenraum des Darmes nämlich ein Außenraum des Körpers, eine Körperoberfläche. Alles was sich im Darm befindet, ist noch außerhalb des Körpers. Damit die Nährstoffe aufgenommen werden können, müssen sie klein gehäckselt und durch die Darmwand transportiert werden.

Dieser Transport von Zucker und Salzen wird durch Durchfallbakterien gestört. Die Erreger heften sich an die Darmwand, dringen teilweise in sie ein oder bilden Gifte. Hierdurch wird die Oberflächenstruktur der Darmwand verändert und der natürliche Prozess der Verdauung gestört. Wenn Salze und Zucker aber nicht mehr aufgenommen werden können, bleiben sie im Darm zurück. Hier binden sie Wasser und ziehen sogar noch Flüssigkeit aus dem Körperinneren in die Darmhöhle. In der Folge wird der Stuhlgang voluminöser und wässriger, die Darmwand gedehnt und die Peristaltik gesteigert. Dadurch wird der Stuhlgang schneller abtransportiert: Wir haben Durchfall.

Therapie Nummer 1: Flüssigkeit, Flüssigkeit, Flüssigkeit

Das Hauptproblem der Durchfallerkrankung ist meistens nicht der Erreger, der den Durchfall ausgelöst hat, sondern der Verlust von Wasser, Salzen und Zucker, die mit dem Durchfall ausgeschwemmt werden. Durch den Flüssigkeitsverlust kann der Körper regelrecht austrocknen, der Arzt spricht dann von einer *Exsikkose*.
Daher steht bei der Behandlung von Durchfallerkrankungen das Ersetzen der ausgeschiedenen Flüssigkeit an erster Stelle. Denn nicht nur das aus dem Magen in den Darm transportierte und schon nach kurzer Zeit ausgeschiedene Wasser muss ersetzt werden, sondern auch die Flüssigkeit, die vom Körperinneren in die Darmhöhle gespült wurde. Diese Menge an Flüssigkeit fehlt dem Körper für den Stoffwechsel. Deshalb: Bei Durchfall immer an genügend Flüssigkeitszufuhr denken.

WIE WIRKEN COLA UND SALZSTANGEN?

Cola ist trotz seines Zuckergehaltes nicht die geeignete Therapie gegen Durchfall. Außerdem kann die Kohlensäure den Magen-Darm-Trakt zusätzlich reizen, und das enthaltene Koffein fördert die Wasserausscheidung über die Nieren. Verheerend, wenn der Körper versucht, der Austrocknung durch den Durchfall zu entgehen. Außerdem enthält Cola selbst für Durchfallpatienten zu viel Zucker: mehr als die achtfache von der Weltgesundheitsorganisation empfohlene Menge! Dadurch kann der Durchfall sogar verstärkt werden, wenn sich Wasser an den Zucker bindet und so vermehrt ausgeschwemmt wird.

Und auch Salzstangen sind nicht der ideale Ersatz für die verlorenen Salze des Körpers. Durch den Durchfall wird nicht nur Speisesalz ausgeschieden, sondern auch andere Salze, wie beispielsweise Kalium und Magnesium, und diese können durch Salzstangen nicht in ausreichender Menge zugeführt werden. Besser geeignet sind daher Tees oder fertige Elektrolytlösungen in Pulverform aus der Apotheke. Diese enthalten alle wichtigen Salze und müssen nur noch in Wasser aufgelöst werden. Im Auslandsurlaub sollte man dafür am besten abgekochtes Wasser verwenden, sonst besteht die Gefahr einer weiteren Infektion durch Erreger im Trinkwasser.

Eine **Karotte** im Kampf gegen Durchfallerreger

Dem Kinderarzt Ernst Moro (1874–1951) gelang es Anfang des letzten Jahrhunderts, die Sterblichkeit von Kindern mit Durchfallerkrankungen drastisch zu senken – mithilfe einer einfachen Karottensuppe. Um nicht mit dem Nahrungsbrei ausgeschieden zu werden, klammern sich die Durchfallerreger an der Darmwand fest. Hierfür docken sie an bestimmte Rezeptoren der Schleimhaut an. Karotten enthalten Zuckermoleküle, die durch langes Kochen freigesetzt werden. Diese sehen den Rezeptoren des Darmes zum Verwechseln ähnlich. Die Bakterien heften sich daher auch an die Karotten-Zuckermoleküle und nicht nur an die Darmwand – und die an den Karotten haftenden Bakterien werden mit dem Karottenbrei ausgeschieden. Wer also dem Durchfall ein schnelles Ende bereiten will, sollte es einmal mit dieser Suppe versuchen (Rezept siehe Kasten Seite 129).

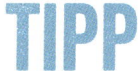

Karottensuppe nach Ernst Moro

- 500 Gramm Karotten
- 1 Liter Wasser
- 3 Gramm Salz

Die geschälten Karotten in einem Liter Wasser eine Stunde lang kochen, anschließend durch ein Sieb drücken.

Die Masse mit Wasser erneut auf einen Liter auffüllen und salzen.

Die lange Kochzeit ist wichtig für die Wirkung. Bei Durchfall sollte die Suppe möglichst zu Beginn der Erkrankung mehrmals täglich gegessen werden.

Antibiotika oder nicht?

Zwar werden Durchfallerkrankungen häufig durch Bakterien ausgelöst, eine Behandlung mit Antibiotika ist jedoch nur in seltenen Fällen nötig. Im Darm eines Menschen leben bis zu 100 Billionen Bakterien und bis zu 1000 verschiedene Bakterienarten. Diese Darmbakterien sorgen recht effektiv für eine ausgeglichene Darmflora und bekämpfen Eindringlinge. Antibiotika werden daher meistens nicht benötigt, im Gegenteil: Sie können die Darmflora erheblich stören.

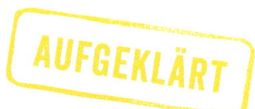

Halbwahrheit

Halbwahrheit: Salzstangen und Cola helfen gegen Durchfall

Aufklärung: stimmt nicht

Erklärung: Bei Durchfall sollte zwar viel Flüssigkeit aufgenommen und der Salzhaushalt ausgeglichen werden. Cola und Salzstangen sind dafür allerdings nicht zu empfehlen, sie können die Erkrankung sogar verstärken.

WENN SICH DIE GÜRTELROSE SCHLIESST,
STIRBT MAN

Wie kleine Mückenstiche sieht sie aus: die Gürtelrose. Sie kann am ganzen Körper vorkommen. Zunächst merkt der Patient nur ein Kribbeln oder Jucken. Später können aber starke Schmerzen auftreten. Wenn dann die Bläschen entstehen, die sich wie ein Band den Körper entlangziehen, ist die Diagnose klar: Herpes zoster oder Gürtelrose.

Ist diese Erkrankung, die immerhin jedes Jahr 350.000 Menschen in Deutschland betrifft, eigentlich gefährlich? Und stimmt es, dass, wenn sich der Bläschengürtel schließt, der Mensch daran stirbt?

Erinnerungen an die Kindheit

Nur wer in seinem Leben schon einmal an Windpocken erkrankt ist, kann eine Gürtelrose bekommen. Es ist nämlich das Windpockenvirus (Varizella-Zoster-Virus), das die Bläschenerkrankung auslöst. Gelangt das Varizella-Zoster-Virus zum ersten Mal in unseren Körper, erkranken wir an Windpocken. Aber das Virus verlässt den Körper nach der Erkrankung nicht mehr, es geht sozusagen in einen Winterschlaf. Hierzu wandert es in die Nervenwurzeln des Rückenmarks – und bleibt dort das ganze Leben des Menschen über.

Normalerweise kann unser Immunsystem die Viren in Schach halten, sie bleiben dann stumm in den Nervenganglien, ohne uns Beschwerden zu bereiten. Wenn unser Immunsystem allerdings geschwächt ist, verrichten die Viren ganze Arbeit: Sie werden erneut aktiv und führen zu einer starken Entzündung des Hautbereiches, der von dem Nerv versorgt wird, in dessen Wurzel sich die Viren eingenistet haben. Das ist auch der Grund, weshalb die Bläschen so scharf begrenzt auf der Haut auftreten. Die Viren können die Haut nur dort schädigen, wo der Nerv sie hinführt.

WICHTIG

Vorsicht, **ansteckend!**

Andere Menschen können sich an der Gürtelrose anstecken – allerdings nicht mit einer Gürtelrose, sondern mit Windpocken. Sie stecken sich aber nur an, wenn sie selbst noch keine Windpocken hatten. Die Ansteckungsgefahr bleibt so lange bestehen, bis die letzte Borke abgefallen ist, also ungefähr zwei Wochen nach dem Ausbruch der Gürtelrose.

EINE SCHMERZHAFTE ANGELEGENHEIT

Die Bläschen an der Hautoberfläche sind aber nicht nur ein unschöner Anblick. Sie tun auch verdammt weh. Und selbst nach dem Abklingen der akuten Entzündung können Nervenschmerzen noch Jahre nach der Gürtelrose auftreten. Den natürlichen Verlauf einer Gürtelrose abzuwarten und die Schmerzen einfach durchzustehen ist nicht immer die beste Idee. Nicht selten entwickelt sich eine sogenannte *Postzoster-Neuralgie*, also ein Nervenschmerz, der auch im Anschluss an die Gürtelrose noch bestehen bleibt. Diese blitzartig einschießenden Schmerzen sind äußerst unangenehm und schwierig zu behandeln. Ärzte therapieren daher nicht nur mit Schmerzmitteln, sondern auch mit Antidepressiva, ferner mit Medikamenten gegen Krampfanfälle und neuerdings auch mit scharfen, die Haut reizenden Substanzen, die aus der Chili-Schote gewonnen werden – mit Verbrennungen gegen die brennenden Schmerzen.

Aber nicht nur aufgrund der Schmerzen sollte die Gürtelrose behandelt werden. Es gibt Hinweise darauf, dass das Risiko, einen Schlaganfall zu erleiden, nach dem Auftreten einer Gürtelrose um mehr als 30 Prozent erhöht ist. Die Wissenschaftler vermuten, dass die Entzündung der Gefäße, zu der es bei der Reaktivierung der Viren kommt, diese Durchblutungsstörung verursachen könnte. Daher sollte jeder Patient mit einer Gürtelrose unbedingt zum Arzt gehen.

Ist eine Gürtelrose **gefährlich?**

Angst, an der Gürtelrose zu sterben, muss man nicht haben. Aber woher kommt der Mythos, dass die sich schließenden Bläschen zum Tode führen? Das Immunsystem des Patienten spielt hierbei eine wesentliche Rolle. Wenn die Abwehr des Menschen geschwächt wird, kommt es zur Gürtelrose. Und diese Immunschwäche ist es, die Ärzten bei einer Gürtelrose Sorgen bereitet. Ich selber habe es mehr als einmal in meiner Praxis erlebt, dass ein Patient mit Gürtelrose zu mir kam, als Ursache allerdings eine bösartige Erkrankung dahintersteckte. Aber nicht nur Tumore können sich durch einen Herpes zoster erstmals bemerkbar machen. Auch die Zuckerkrankheit Diabetes mellitus führt zu einer Schwächung des Immunsystems. Genauso wie andere Infektionen, beispielsweise Lungenentzündungen oder Infektionen des Bauchraumes. Und diese Erkrankungen waren zumindest in früheren Zeiten häufig tödlich. Somit ist an dem Mythos sogar etwas Wahres dran, auch wenn die Ursache des Todes (eine bösartige Erkrankung) mit der äußerlich sichtbaren Wirkung (Gürtelrose) verwechselt wurde.

Auf jeden Fall sollte man gemeinsam mit dem Arzt nach der Ursache der Immunschwäche fahnden, wenn eine Gürtelrose aufgetreten ist. Glücklicherweise steckt meistens nichts Ernsthaftes dahinter. Auch Stress kann nämlich die Immunabwehr schwächen.

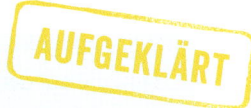

Halbwahrheit

Halbwahrheit: Wenn sich die Gürtelrose schließt, stirbt man
Aufklärung: stimmt nicht
Erklärung: Die Gürtelrose ist an sich keine tödliche Erkrankung. Sie kann allerdings Ausdruck einer Immunschwäche und damit einer schweren Erkrankung sein.

NAGELFLECKEN
DEUTEN AUF KALZIUMMANGEL HIN

Manchmal verschwinden meine Töchter im Badezimmer und sind für einige Zeit nicht mehr gesehen. Wenn sich die Tür zum Bad wieder öffnet, haben sie pink- oder lilafarbenen Nagellack aufgetragen. Schick! Was ist jedoch, wenn unsere Nägel plötzlich weiße Flecken bekommen? Soll ich eine Kalzium-Brausetablette nehmen? Aber sind Flecken auf den Nägeln wirklich ein Zeichen für Kalziummangel? Und wie ist es mit Rillen? Oder mit brüchigen Nägeln?

Der **Aufbau** des Nagels

Eigentlich ist ein Fingernagel auch nichts anderes als spezielle Haut. Aus der Oberhaut in der Nagelwurzel entstandene Hornplatten wachsen nach vorne und bilden die Nagelplatte. 100 bis 150 Lagen von Hornzellen bilden einen Nagel. Ein Nagel wächst mit einer Geschwindigkeit von ungefähr 0,5 bis 1,2 Millimetern pro Woche.

Den Ort, an dem der neue Nagel gebildet wird, nennt man *Matrix.* Der sichtbare Anteil der Nagelmatrix ist die sogenannte *Lunula,* der halbmondförmige weiße Bereich am Beginn des Nagels. Die seitliche Begrenzung des Nagels bildet eine Hautfalte, Nagelwall genannt. Die Haut, die auf dem unteren Nagelteil aufliegt, nennt man Nagelhaut. Das bindegewebige Nagelbett, das ist der gut durchblutete Bereich unterhalb der Nagelplatte, ist fest mit der Knochenhaut des Fingerknochens verwachsen. Die Fingernägel bilden ein wichtiges Widerlager für die Fingerbeeren (das sind die Fingerspitzen). Wenn wir mit unseren Fingern etwas ertasten wollen, dann widersteht der Nagel auf der anderen Fingerseite dem Druck und gibt uns so ein optimales Tastgefühl. Ein gesunder Nagel ist fest und trotzdem biegsam, die Oberfläche ist glatt und schimmert matt. Die Halbmondzone im unteren Nagelbereich ist etwas heller als der übrige Nagel.

Der Nagel als **Diagnosehilfe**

Manchmal treten am Nagel Veränderungen auf. Viele Veränderungen gehören zu einem normalen Leben eines Nagels dazu, einige können jedoch auf Krankheiten der Haut, der Nägel oder des gesamten Körpers hinweisen. Ein Arzt, der eine gründliche körperliche Untersuchung durchführt, wird sich daher auch die Nägel des Patienten anschauen.

BRÜCHIGE NÄGEL

Die häufigste Nagel-Beschwerde, mit der Patienten zu mir in die Praxis kommen, ist die Klage über brüchige oder splitternde Nägel. Hier kann ein Mangel an Biotin dahinterstecken. Dieser lässt sich relativ einfach durch die richtige Ernährung wieder ausgleichen: Vor allem Soja, Hefe, Walnüsse und Haferflocken enthalten dieses Vitamin. Wer es bequemer mag, kann auch Nahrungsergänzungsmittel mit Biotin einnehmen. Aber nicht immer muss ein Mangelzustand schuld an den brüchigen Nägeln sein. Häufiger liegt die Ursache im übermäßigen Gebrauch von chemischen Nagellackentfernern. Das erklärt auch, warum vor allem Frauen mit diesen Beschwerden zu mir kommen. Auch ein häufiger und intensiver Wasserkontakt, wie beim Abspülen oder Putzen, kann die Nägel brechen lassen, da Wasser die Nagelkittsubstanz schädigt.

WEISSE FLECKEN UND STREIFEN

Auch die weißen Flecken und Streifen, die man häufig auf den Nägeln findet, sind kein Anzeichen eines Mangels. Ganz im Gegenteil, auch hier ist meistens ein Zuviel an Pflege schuld an dem Übel: Übermäßige Maniküre, vor allem mit allzu großzügigem Zurückschieben der Nagelhaut, führt zu den Schädigungen, die mit dem Nagel herauswachsen. Eine Behandlung ist nicht notwendig.

RILLEN

Bei den Rillen muss man die Längsrillen von den Querrillen unterscheiden. Während die gleichmäßig parallel verlaufenden Längsrillen ein typisches Alterszeichen der Nägel darstellen und keinesfalls etwas mit Nährstoffmangel zu tun haben, können die Querrillen tatsächlich ein Zeichen eines gestörten Nagelwachstums in der Wachstumszone sein. So können schwere Erkrankungen, beispielsweise des Herz-Kreislauf-Systems, aber auch fieberhafte Infektionen, eine Störung des Stoffwechsels innerhalb der Nagelwachstumszone hervorrufen. Diese führt dann zur Ausbildung einer Querrille. Am Abstand der Rille zur Matrix kann man sogar abschätzen, wie lange die Erkrankung her war. Es sorgt immer wieder für Erstaunen in meiner Praxis, wenn ich einen Patienten untersuche und nach einem Blick auf seine Finger frage: »Waren Sie vor ungefähr sechs Wochen krank?«

VERLETZUNGEN

Ist das Nagelbett verletzt, beispielsweise durch das Einklemmen eines Fingers in der Tür, bleibt der Nagel meist ein ganzes Leben lang geschädigt. Wenn die Matrix durch eine Verletzung zerstört wurde, fällt der Nagel aus und wächst nicht mehr oder nicht mehr vollständig nach. Bei Zehennägeln macht sich der Chirurg das sogar therapeutisch zunutze: Ist der Nagel am Wall eingewachsen, schneidet der Chirurg ein Stück am Rand von ihm ab und zerstört die Nagelmatrix an dieser Stelle. Das vermeidet ein Nachwachsen dieses Nagelteiles und verhindert eine erneute Verletzung des Nagelwalls.

Ist **Kalzium** gut für die Nägel?

Kann ich denn nun meine Nägel durch den Verzehr von Kalzium stärken? Dieser Frage sind neuseeländische Forscher nachgegangen. Sie befragten 700 Frauen, die aufgrund einer Osteoporose an einer Studie teilgenommen hatten. Sie hatten entweder ein Kalziumpräparat zu sich genommen

INFO

Wie viel Kalzium steckt drin?

Unsere Nägel bestehen nur zu 0,03 Prozent aus Kalzium, bei Knochen liegt dieser Anteil dagegen bei 25 Prozent. Es wäre daher sehr verwunderlich, wenn bei diesem geringen Kalziumanteil in den Nägeln ein Mangel an Kalzium zu Flecken oder vermehrter Brüchigkeit führen würde.

oder ein Placebo ohne Wirkstoff. Alle Frauen sagten am Ende der Studie, dass ihre Nägel glatter und weniger brüchig geworden seien. Am Kalzium kann es also nicht gelegen haben, da auch die Placebo-Patientinnen ihre Nägel als gesünder empfanden. Woran liegt es dann? Neben einer falschen Pflege kann auch zu viel Druck auf die Nägel zu weißen Flecken führen. Hierdurch bilden sich unter den Fingernägeln kleine Luftblasen, die dann zu den Flecken führen. Dieses Phänomen kann man häufig bei Handwerkern beobachten, die ihre Hände sehr stark belasten.

Vor allem Nagellackentferner, aber auch das häufige Händewaschen mit Seife kann den Nägeln Feuchtigkeit entziehen. Wenn Sie Ihren Nägeln etwas Gutes gönnen möchten, dann cremen Sie die Nägel mit einer Feuchtigkeitscreme ein. Ein bekanntes Hausmittel ist auch das Nagelbad in einem Schälchen mit Oliven- oder Mandelöl.

AUFGEKLÄRT

Halbwahrheit

Halbwahrheit: Nagelflecken deuten auf Kalziummangel hin

Aufklärung: stimmt nicht

Erklärung: Flecken auf den Nägeln gehen meistens auf eine falsche Pflege zurück, ein Mangel an Kalzium ist dafür nicht verantwortlich.

WENN ES DRAUSSEN KALT IST, ERKÄLTEN WIR UNS LEICHTER

Es gibt doch kaum etwas Schöneres, als sich an langen und kalten Wintertagen in das heimische Wohnzimmer zurückzuziehen, eine Tasse Tee zu trinken und es sich einmal so richtig gut gehen zu lassen. Vor allem wenn es draußen stürmt und schneit, fühlen wir uns im Haus nicht nur wohl, sondern auch sicher. Denn hier drinnen erwischt uns eine Erkältung sicherlich nicht so leicht! Aber stimmt das wirklich? Ist man in Innenräumen vor Erkältungen sicher? Und vor allem: Steckt man sich leichter an, wenn es draußen kalt ist?

Fünf Jahre lang Schnupfen

Wir erkälten uns in unserem Leben im Durchschnitt 200-mal. Da ein einzelner grippaler Infekt ungefähr neun Tage dauert, verbringen wir fast fünf Jahre unseres Lebens mit Schnupfen, Husten, Heiserkeit, Kopf- und Gliederschmerzen. Es wäre doch schön, wenn wir uns einfach nur richtig warm halten müssten, damit uns die Erkältung nicht erwischt. Aber ist es wirklich so einfach? Und warum sind dann Eskimos nicht ständig erkältet und Afrikaner nicht immer gesund? Hat Erkältung wirklich etwas mit Kälte zu tun?

Ist Kälte der **wahre Grund** von Erkältungen?

Sie ahnen es schon: Erkältung hat nichts mit Kälte zu tun. Das konnte bereits in Untersuchungen vor mehr als 50 Jahren nachgewiesen werden. Allerdings ist das erste Symptom, das man spürt, wenn man sich einen grippalen Infekt zugezogen hat, tatsächlich häufig ein Frösteln. Aber spricht man deswegen von einer Erkältung?

WIE KÄLTE DENNOCH SCHULD AN EINER ERKÄLTUNG SEIN KANN

Kälte kann indirekt durchaus das Ansteckungsrisiko erhöhen. Denn wenn es draußen kalt ist, halten sich die Menschen häufiger innerhalb von Gebäuden auf. Schlecht gelüftete Räume, trockene Heizungsluft und die Nähe zu anderen infizierten Personen erhöhen das Krankheitsrisiko. Wer sich viel in der Wohnung aufhält, der ist folglich zu selten draußen an der frischen Luft. Dabei ist der Aufenthalt im Freien unter anderem wichtig für die Produktion von Vitamin D.

Vitamin D – wichtig für das Immunsystem

Vitamin D ist ein wichtiger Bestandteil der körpereigenen Krankheitsabwehr. Es spielt eine wesentliche Rolle bei der Steuerung des Calciumhaushaltes sowie beim Aufbau von Knochen. Außerdem reguliert es das Immunsystem des Menschen. Um Vitamin D zu bilden, benötigt unser Körper ultraviolettes Licht, also Sonnenlicht. Normalerweise reicht im Sommer ein 15 Minuten langer Spaziergang an der frischen Luft aus, um den Tagesbedarf eines Erwachsenen an Vitamin D sicherzustellen. Im Winter ist die UV-Strahlung häufig nicht ausreichend, um genügend Vitamin D freizusetzen, denn die Sonne steht tiefer, die Tage sind kürzer, und wir tragen dicke, langärmlige Kleidung. Hält man sich außerdem einen Großteil der Zeit in Innenräumen auf, kommt es zu einem Mangel an Vitamin D, und unser Immunsystem wird dadurch geschädigt. Den Krankheitserregern stehen dann Tür und Tor offen.

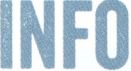

Übrigens

Verfrorene Menschen empfinden Minusgrade häufig als Stress – und Stresshormone belasten unser Immunsystem zusätzlich.

Die Immunabwehr – immer da, wo man sie braucht?

Warme Räume sind also nicht wirklich gesund für uns. Wir sollten lieber raus an die frische Luft gehen. Aber kann Kälte uns nicht doch schädigen und zum lästigen Schnupfen führen? Indirekt schon: Bei Kälte versucht der Körper nämlich, sich vor Auskühlung zu schützen, und zieht die Blutgefäße der Körperoberfläche zusammen. Dadurch wird viel warmes Blut im Inneren gehalten und der Wärmeverlust verringert. Aber auch die Blutgefäße der Schleimhäute verengen sich. Und mit der verminderten Durchblutung nimmt die Zahl der weißen Blutkörperchen in den Schleimhäuten ab. Das schwächt die Abwehr an der Körperoberfläche von Mund und Nase. Fatal, da gerade an diesen Schleimhäuten die meisten Krankheitserreger ein leichtes Spiel haben, in den Körper einzudringen.

Wir sollten unseren Körper daher an Kältereize gewöhnen, damit uns eine scharfe Brise nicht gleich umhaut (siehe Kapitel »Kaltes Duschen härtet ab«, Seite 8). Dann stärkt ein ausgedehnter Winterspaziergang das Wohlbefinden und beugt zugleich Erkältungen vor. Und hinterher dürfen wir es uns mit einer Tasse Tee daheim gemütlich machen!

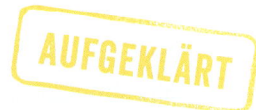

Halbwahrheit

Halbwahrheit: Wenn es draußen kalt ist, erkälten wir uns leichter

Aufklärung: stimmt zum Teil

Erklärung: Kälte kann zwar das Immunsystem beeinträchtigen und uns anfälliger für Infektionen machen. Aber was zu Erkältungen führt, sind die Krankheitserreger und nicht die Kälte. Wir stecken uns daher auch eher in warmen Räumen bei anderen Menschen an.

HÄMORRHOIDEN KOMMEN VOM SITZEN AUF EINER KALTEN MAUER

»Setz dich da nicht drauf, davon bekommst du Hämorrhoiden!« – Noch lange bevor ich wusste, was Hämorrhoiden eigentlich sind, wusste ich bereits, dass man nicht auf einer kalten Mauer sitzen sollte. Meine Mutter hat mir durch diese Weisheit bereits in meiner Kindheit nicht nur Angst vor der kalten Mauer, sondern auch vor den unbekannten Hämorrhoiden eingeflößt. Wenn ich dann doch einmal auf einem kühleren Stein Platz genommen hatte, dann meistens nur mit meinen beiden Händen unter meinem Allerwertesten. Und das tat nach einiger Zeit ganz schön weh und führte zu den komischsten Faltenmustern auf meiner Haut. Hämorrhoiden habe ich tatsächlich nicht bekommen. Waren die zerknitterten Hände mein Retter? Oder bekommt man vom Sitzen auf kaltem Untergrund vielleicht gar keine Hämorrhoiden?

Hämorrhoiden – au weia

Dass ich noch kein Hämorrhoidalleiden bekommen habe, grenzt an ein Wunder. Nicht etwa wegen der kalten Mauer. Vielmehr weil insgesamt 70 bis 80 Prozent der Menschen in Deutschland unter den Beulen leiden. Und Hämorrhoiden haben sogar 100 Prozent der Menschen, denn die Hämorrhoide an sich ist eine völlig normale Struktur des Körpers. Die Hämorrhoidalgefäße bilden nämlich zusammen mit dem Schließmuskel den Verschlussmechanismus des Enddarmes. Ohne Hämorrhoidalgefäße wäre unser Darm nicht dicht.

DIE URSACHE DER STÖRENDEN HÄMORRHOIDEN

Führt Sitzen zu Hämorrhoiden? Auf jeden Fall – aber nur das Sitzen auf der Toilette. Nicht das Sitzen an sich ist das Problem, auch nicht auf einer kalten Mauer, sondern das lange Pressen beim Stuhlgang. Durch harten und trockenen Stuhlgang und das Pressen bei der täglichen Sitzung können die Gefäße gestaut werden, sodass sich kleine Aussackungen bilden. Die Hämorrhoidalgefäße vergrößern und verlagern sich. Der Stuhlgang, der an diesen vergrößerten Blutgefäßen vorbeigeschoben wird, kann diese reizen und beschädigen, Juckreiz und Blutungen sind die unangenehme Folge.

NICHT NUR UNANGENEHM, SONDERN WIRKLICH EINE KRANKHEIT

Hämorrhoiden können auch zu einem unvollständigen Verschluss des Afters führen. Die unangenehme Folge: Stuhlinkontinenz. Bremsstreifen in der Unterwäsche sind ein frühes Zeichen, dass der Darm nicht mehr richtig schließt. Die entstehende Feuchtigkeit führt dann zu vermehrtem Juckreiz und Entzündungen an der Haut.

SIND HÄMORRHOIDEN SCHMERZHAFT?

Entgegen landläufiger Meinung sind Hämorrhoiden meistens nicht schmerzhaft. Allerdings können Thrombosen der oberflächlichen Venen des Analbereiches zu heftigen Schmerzen führen. Sichtbar für den Patienten ist bei der sogenannten *Analvenenthrombose* ein erbsen- bis pflaumengroßer Knoten am After. Meistens bilden sich diese Knoten

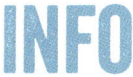

Risikofaktoren für Hämorrhoiden

- ballaststoffarme Ernährung
- mangelnde körperliche Bewegung
- geringe Flüssigkeitszufuhr
- Übergewicht

INFO

Symptome bei Hämorrhoidalleiden

- Juckreiz
- Brennen
- Nässen
- Stuhlinkontinenz
- Blutauflagerungen auf dem Stuhl
- Druckempfinden im Afterbereich
- tastbare Knötchen am After

innerhalb weniger Tage zurück. Selten kann das Knötchen auch spontan aufplatzen. Dann entleert sich etwas Blut. Wenn die Schmerzen nicht durch das Auftragen schmerzlindernder Salben und örtliche Kühlung behandelbar sind, kann eine Operation erforderlich werden. Bei einer kleinen Analvenenthrombose kann der chirurgische Eingriff auch in der Praxis durchgeführt werden. Hier wird das Gerinnsel nach lokaler Betäubung entfernt.

Hämorrhoiden und **Lifestyle**

Es gilt als Geheimtipp unter Models: Hämorrhoidensalbe als Gesichtscreme. Im Gesicht soll die Creme Tränensäcke verhindern und geschwollene Gesichtshaut entschlacken. Und das Erstaunliche: Sie hilft wirklich. Viele Hämorrhoidencremes enthalten nämlich Substanzen, die die Blutgefäße verengen, und das führt zum Abschwellen der Haut. Wer das ausprobieren möchte, sollte allerdings sehr aufmerksam die Inhaltsstoffe der Hämorrhoidensalbe studieren. Einige Präparate enthalten nämlich auch Kortison oder kortisonähnliche Substanzen. Diese machen die Haut dünn und können Akne hervorrufen. Ich rate daher von der Verwendung als Gesichtscreme ab.

TIPP

So **beugen** Sie Hämorrhoiden **vor**

- Vermeiden Sie Verstopfungen.
- Essen Sie ballaststoffreiche Kost mit viel Gemüse, Obst und Vollkorn-produkten.
- Sorgen Sie für ausreichend Bewegung.
- Achten Sie auf genügend Flüssigkeitszufuhr pro Tag.
- Vermeiden Sie langes Pressen auf der Toilette.
- Reduzieren Sie, falls nötig, Übergewicht.

HÄMORRHOIDEN UND SEX – EIN TABUTHEMA?

Sex ist trotz Hämorrhoiden problemlos möglich, und übrigens: Analverkehr führt nicht zu Hämorrhoiden. Manche Experten bescheinigen dieser Sexualpraktik durch die dabei durchgeführte Massage sogar einen vorbeugenden Effekt. Wenn jedoch bereits Hämorrhoidalbeschwerden aufgetreten sind, sollte man von dieser Praktik Abstand nehmen. Denn die Berührung der Hämorrhoiden kann zu Schmerzen, Blutungen oder Entzündungen führen.

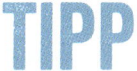
AUFGEKLÄRT

Halbwahrheit

Halbwahrheit: Hämorrhoiden kommen vom Sitzen auf einer kalten Mauer
Aufklärung: stimmt nicht
Erklärung: Hämorrhoiden entstehen nicht durch Sitzen, auch nicht auf einer kalten Mauer, sondern durch einen Blutrückstau in die Analring-Blutgefäße. Starkes Pressen beim Stuhlgang, vor allem bei chronischer Verstopfung, begünstigt Hämorrhoiden.

BEI GRÜNEM **NASENSCHLEIM**
BRAUCHT MAN EIN ANTIBIOTIKUM

Sie glauben ja gar nicht, welche Beschreibungen von Schleim ich in meiner Hausarztpraxis zu hören bekomme. Von gelb, grün und rot über zähflüssig, mit oder ohne Klumpen, schmierig, blutig … Ich erspare Ihnen lieber weitere Einzelheiten. Sobald jedenfalls der Nasenschleim nicht mehr klar ist, meinen die meisten meiner Patienten, dass dies ein sicheres Zeichen einer Nasennebenhöhlenentzündung sei und ich ihnen daher dringend ein Antibiotikum verschreiben solle. Aber ist das wirklich so? Zeigt die Farbe des Schleims die Menge der Bakterien an? Und braucht man wirklich immer ein Antibiotikum, wenn man unter einer Entzündung der Nasennebenhöhlen leidet?

Auch Ärzte lieben **farbigen Schleim**

Es gibt viele Ärzte, die aufgrund der Färbung des Schleims mehr oder weniger schnell ein Antibiotikum verschreiben. In einer Untersuchung wurde herausgefunden, dass bei klarem Nasenschleim nur ein Prozent der an der Untersuchung teilnehmenden Ärzte von einer Nasennebenhöhlenentzündung ausging und nur acht Prozent ein Antibiotikum verordneten. Verfärbte sich das Sekret allerdings gelb oder grün, dann gaben fast 60 Prozent der Ärzte ein Antibiotikum.
Interessanterweise sagt allerdings die Färbung des Schleims nichts über die Notwendigkeit aus, ein Antibiotikum zu verschreiben. Das konnte bereits im Jahr 1984 gezeigt werden. Im Rahmen einer Untersuchung wurde Kindern mit grünem Nasenausfluss entweder ein Antibiotikum, ein Placebo-Scheinmedikament, ein Antihistaminikum oder aber gar kein Medikament verabreicht. Das erstaunliche Ergebnis: Die Kinder, die ein Antibiotikum erhalten hatten, wurden nicht schneller gesund als die kleinen Patienten ohne Bakterienkiller.

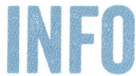

Weshalb ist der Nasenschleim grün?

Die grüne Färbung des Schleims kommt von den Bakterien, die sich bei einer Infektion in der Nase besonders wohlfühlen. Aber auch die weißen Blutkörperchen der körpereigenen Abwehr sorgen für eine grünliche Färbung des Nasenschleims. Der Schleim kann also sowohl bei bakteriellen als auch bei viralen Entzündungen grün gefärbt sein.

Akut oder chronisch?

Bei Nasennebenhöhlenentzündungen unterscheidet man die akute von der chronischen Form. Wenn die Entzündung weniger als zwölf Wochen andauert, spricht der Hals-Nasen-Ohrenarzt noch immer von einer akuten Erkrankung. Typisch sind der eitrige Ausfluss, die verstopfte Nase und Schmerzen oder Völlegefühl im Gesichtsbereich. Eine akute Nasennebenhöhlenentzündung wird meistens durch Viren hervorgerufen, weshalb eine Behandlung mit Antibiotika unwirksam ist. Chronische Nasennebenhöhlenentzündungen bereiten den Patienten meistens nicht so eindeutige Beschwerden. Im Vordergrund stehen hier die verstopfte Nase sowie Kopfschmerzen und eine allgemeine Erschöpfung. Bei chronischen Entzündungen der Nasennebenhöhlen spielen Bakterien eine große Rolle. Halten die Beschwerden länger an, sollte ein Hals-Nasen-Ohren-Arzt aufgesucht werden.

AUSLÖSER ALLERGIE?

Hinter einer chronischen Nasennebenhöhlenentzündung kann auch eine Allergie stecken. Bei einer Allergie reagiert der Körper der Betroffenen besonders empfindlich auf bestimmte Partikel, die normalerweise keine Krankheiten auslösen. Pollen, Schimmelpilze und Tierhaare, aber auch Milbenkot oder Chemikalien sind häufige Auslöser von Allergien.

INFO

Inhalieren – aber richtig

Hausmittel können die Dauer einer Nasennebenhöhlenentzündung meistens zwar nicht verkürzen, helfen allerdings, die Beschwerden zu lindern. Empfehlenswert sind Dampfinhalationen, die den störenden Schleim lösen. **So geht's:**

- Kochen Sie Wasser in einem Topf und nehmen ihn dann vom Herd.
- Legen Sie sich ein Handtuch über den Kopf, und halten Sie dann das Gesicht über den Dampf, gerade so weit entfernt, dass es nicht zu heiß ist.
- Sie können auch ein paar Tropfen von ätherischen Ölen, wie Eukalyptusöl oder Pfefferminzöl, ins Wasser geben.
- Atmen Sie gleichmäßig abwechselnd durch Mund und Nase, bis das Wasser abgekühlt ist.

Kommt eine Person in Kontakt mit einem Stoff, der bei ihr eine allergische Reaktion auslöst (dem sogenannten Allergen), dann führt dies zu einer starken Immunreaktion. Der Körper bildet Antikörper gegen die Allergene. Bei Allergien findet diese Reaktion häufig in der Lunge, in der Haut oder aber in Schleimhäuten statt – auch in den Schleimhäuten der Nase und der Nasennebenhöhlen. Die Folge: Schnupfen und eine behinderte Nasenatmung. Bei länger andauernden Reaktionen kann eine Nasennebenhöhlenentzündung die Folge sein.

AUSLÖSER SCHIEFE NASENSCHEIDEWAND?

Auch eine schiefe Nasenscheidewand kann Nasennebenhöhlenentzündungen chronisch werden lassen. Zunächst einmal: Bei fast keinem Menschen ist die Nasenscheidewand kerzengerade. Allerdings kann es aufgrund von Nasenbrüchen, aber auch ohne Verletzungen, zu Schiefstellungen kommen. Der Hals-Nasen-Ohren-Arzt kann durch einen Blick in die Nase herausfinden, ob die Nasenscheidewand schief ist und bei einer Operation gerade gerichtet werden sollte.

Wo **kein Bakterium** ist, da hilft auch **kein Antibiotikum**

Der Einsatz von Antibiotika bei Entzündungen der Nasennebenhöhlen wurde in insgesamt mehr als 2000 Studien untersucht. Es waren aber nur geringe Erfolge einer antibiotischen Therapie zu verzeichnen gegenüber einer Behandlung mit reinen Allgemeinmaßnahmen wie abschwellenden Nasentropfen oder Schmerzmitteln. Die Wissenschaftler gehen davon aus, dass man 15 Patienten mit einem Antibiotikum behandeln müsste, um einen einzigen hierdurch zu heilen. Und glücklicherweise gehen die meisten Entzündungen der Nasennebenhöhlen ohne Behandlung vorüber.

VORSICHT BEI KOMPLIKATIONEN!

Anders sieht es allerdings aus, wenn bei einer Nasennebenhöhlenentzündung Komplikationen auftreten, beispielsweise Abszesse, eine Hirnhautentzündung oder Entzündungen der Knochen. Der Patient bemerkt solche gefährlichen Verläufe meistens durch starke Schmerzen, Schwellungen des Gesichts, anhaltendes Fieber oder durch ein sehr starkes Krankheitsgefühl. Bei diesen Verläufen sind nicht nur Antibiotika angezeigt, häufig muss der Patient sogar ins Krankenhaus.

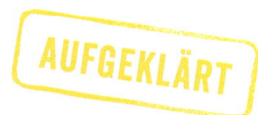

Halbwahrheit

Halbwahrheit: Bei grünem Nasenschleim braucht man ein Antibiotikum
Aufklärung: stimmt nicht
Erklärung: Die grüne Färbung des Nasenschleims sagt nichts über die Notwendigkeit einer Antibiotikatherapie aus. Darüber hinaus heilen die meisten Entzündungen der Nasennebenhöhlen ohne ärztliche Therapie von alleine aus.

WUNDEN HEILEN
AM BESTEN AN DER LUFT

Ich habe zwei Töchter. Die eine ist im Kindergartenalter, die andere geht in die Grundschule. Aber eins haben beide gemeinsam: regelmäßig aufgeschlagene Knie. Nun bin ich der Meinung, dass zu einer glücklichen Kindheit Schürfwunden dazugehören. Dennoch streite ich regelmäßig mit der Oma meiner Töchter über die richtige Behandlung der kleinen Blessuren. Da spielt es auch keine Rolle, dass ich Arzt bin. Die Oma bleibt stur, sie sagt: Wunden heilen am besten an der Luft. Wirklich?

Verbinden oder nicht?

Bereits in der Antike waren Wundverbände bekannt. Der römische Arzt Galen kannte 108 verschiedene Arten von Verbänden. Meistens waren die kunstvoll gebundenen Wundauflagen mit Rotwein getränkt. Trotzdem blieb das Ziel der Wundbehandlung über lange Zeit die Austrocknung der Wunde. So gaben es die Lehren der antiken Medizin wie die von Hippokrates (460–370 v. Chr.), Plinius dem Älteren (etwa 23–79 n. Chr.) und Galen vor. Erst 1962 begründete der Arzt George Winter (1927–1981) in England die moderne Wundbehandlung – und die war feucht. An Schweinewunden beobachtete der Mediziner, dass sich unter feuchten Folienverbänden bereits innerhalb weniger Tage neues Epithelgewebe gebildet hatte. Die trocken behandelten Wunden zeigten im gleichen Zeitraum noch keine Heilungserfolge.

Trotz dieser Erkenntnisse wurden auch in den folgenden Jahren die meisten Wunden trocken behandelt. Nicht nur an der frischen Luft, sondern auch unter Wundauflagen und Kompressen, deren Aufgabe es war, möglichst viel Wundsekret aufzusaugen. Durch die Austrocknung der Wunde bildet sich allerdings ein die Heilung behindernder Schorf.

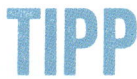

Die Immunzellen zur Infektionsabwehr können bei trockenen Wunden nur im Randbereich bleiben. Und jeder kennt es: Der Verbandswechsel kann sehr schmerzhaft sein, reißt man dabei doch immer wieder den frischen Schorf mit ab.

Also sollten Wunden nicht an der frischen Luft belassen werden. Wundauflagen ohne großen Saugeffekt halten die Wunde länger feucht und schützen sie. Das Wundsekret kann in Ruhe fließen und Enzyme, Hormone, Wachstumsfaktoren und Antikörper in die Verletzungsregion bringen. Neues Gewebe kann sich ungestört bilden. Je weniger von dem Sekret abgetupft wird oder verdunstet, desto besser kann die Heilung verlaufen. Getrockneter, dicker Schorf verhindert dagegen die Bildung neuer Haut – und darum geht es ja bei der Heilung.

TIPP

Die **richtige Erstbehandlung** kleiner Wunden

- Kleine Schmutzpartikel, wie beispielsweise Steinchen, sollten vorsichtig mit einer Pinzette entfernt werden. Sind die Fremdkörper in der Wunde größer, sollte ein Arzt sie entfernen, da die Wunde dadurch stärker bluten kann.
- Eine Schürfwunde, in der sich Dreck befindet, sollte man nicht auswischen. Dadurch wird der Dreck meistens nur tiefer in die Wunde gerieben. Besser sollte man sie unter fließendem, lauwarmem Wasser ausspülen.
- Auch kleine Schnittwunden können stark bluten. Zunächst sollte man die Blutung stoppen. Am besten eignet sich hierfür ein fester Druckverband. Wenn dieser durchblutet, muss ein zweiter Druckverband über dem ersten angelegt werden. Und dann heißt es: Schnell zum Arzt!
- Bisswunden sollten immer von einem Arzt behandelt werden. Keime und Verunreinigungen können schwere Infektionen nach sich ziehen.
- Und bei jeder Wunde wichtig: den Tetanusschutz kontrollieren. Die Tetanusimpfung muss alle zehn Jahre aufgefrischt werden!

Wann muss man **zum Arzt?**

Da nicht alle Wunden problemlos ausheilen, ist der Gang zum Arzt manchmal sinnvoll. Wenn die Blutung nicht aufhören möchte oder die Wunde tiefer ist, sollte auf jeden Fall ein Arzt aufgesucht werden. Aber auch Menschen mit Diabetes (Zuckerkrankheit) sollten lieber früher zum Arzt als später. Durch die schlechtere Durchblutung bei Diabetikern kommt es bei diesen Patienten häufiger zu Wundheilungspro-

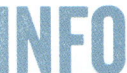

Die Phasen der Wundheilung

Die Wundheilung ist ein natürlicher Prozess und läuft typischerweise in vier Phasen ab. Sie beginnt bereits Minuten nach der Verletzung und hat die Wiederherstellung des beschädigten Körpergewebes zum Ziel. Die einzelnen Phasen sind nicht streng voneinander getrennt, sondern verlaufen überlappend.

Latenzphase	Die Verletzung der kleinen Blutgefäße mit der Blutung führt zur Blutgerinnung. Kleine Gerinnsel verschließen die verletzten Gefäße. Die Wunde scheint zu ruhen. Diese Phase wird als Latenzphase bezeichnet.
Exsudationsphase	Wundsekret tritt an die Oberfläche. Hierdurch werden Fremdkörper und Keime aus der Wunde geschwemmt. Der Heilungsprozess beginnt. Aneinanderliegende Wundränder verkleben durch Fibrin. Im Wundsekret findet man reichlich Immunzellen. Zelltrümmer und Blutgerinnsel werden abgebaut und Keime abgetötet.
Granulationsphase	Neues Bindegewebe füllt die Wunde auf. Neue Gefäße wachsen in die Wunde ein.
Regenerationsphase	Auch die Oberfläche der Wunde wird nun durch Gewebe geschlossen.

blemen, denn aufgrund der verminderten Blutversorgung ist auch die Immunabwehr insgesamt eingeschränkt.

Treten Rötungen auf, wird die Wunde sehr warm, schmerzt oder vergrößert sie sich sogar, kann eine Infektion dahinterstecken. Dann ist es höchste Zeit, einen Arzt aufzusuchen und die Wundbehandlung von einem Fachmann durchführen zu lassen.

Übrigens gehören auch alle Bisswunden in die Hände eines Mediziners, da hier besonders häufig Infektionen auftreten. Bei Katzenbissen infiziert sich ungefähr die Hälfte aller Bisswunden. Die Bissstellen sind zwar meistens klein, aber die langen, spitzen Zähne der Katzen führen zu tiefen Verletzungen und können die Erreger weit unter die Haut befördern. Aber auch Menschenbisse sind infektionsgefährdet. Hier ist insbesondere der »passive Biss« durch einen Schlag mit der Faust gegen den Mund eines Gegners zu nennen. Er führt nicht selten zu Infektionen, die auch die Gelenkkapsel der Finger oder die Handknochen betreffen können. Eine immer noch gefürchtete Komplikation von Verletzungen ist der Wundstarrkrampf (Tetanus). Doch hiergegen kann man impfen. Die Impfung sollte alle zehn Jahre aufgefrischt werden und wird in der Regel mit Impfungen gegen Diphtherie und Keuchhusten kombiniert.

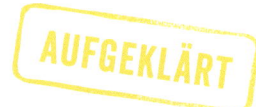

Halbwahrheit

Halbwahrheit: Wunden heilen am besten an der Luft

Aufklärung: stimmt nicht

Erklärung: Wunden heilen am besten, wenn sie feucht bleiben. Die Austrocknung der Wunde an der Luft behindert durch den sich bildenden Schorf die Wundheilung. Die moderne Behandlung von Wunden ist daher feucht. Wundauflagen verhindern das Austrocknen der Wunde, sie nehmen überschüssiges Sekret auf, aber schützen die Wunde vor äußeren Einflüssen und Keimen.

BÜCHER UND ADRESSEN,
DIE WEITERHELFEN

BÜCHER

Borasio, Gian Domenico/ Husemeyer, Ingeborg Maria/ Hund-Wissner, Edeltraut: *Ernährung bei Schluckstörungen. Eine Sammlung von Rezepten, die das Schlucken erleichtern;* Kohlhammer

Clegg, Brian: *Die Vermessung des Körpers: Warum unsere Haut sehen und die Nase durch die Zeit reisen kann;* Hanser

Drösser, Christoph: *Stimmt's? Moderne Legenden im Test – Folge 3;* Rororo

Drösser, Christoph/Cross, Andrea/Mette, Til: *Stimmt's, Baby? 100 Mythen übers Kinderkriegen;* Rororo

Hentschel, Hans-Dieter/ Uehleke, Bernhard: *Das große Kneipp-Gesundheitsbuch;* Haug Verlag

Hürter, Tobias: *Du bist, was du schläfst: Was zwischen Wachen und Träumen alles geschieht;* Piper

Reimann-Höhn, Uta: *ADS – So stärken Sie Ihr Kind. Was Eltern wissen müssen und wie sie helfen können;* Herder

Roßmüller-Meister, Petra Nikola/Schwarz Gabriela: *Das Arthrose-Buch: Das können Sie selbst tun. Alle bewährten Behandlungsmethoden der Schulmedizin und Naturheilkunde;* Schlütersche Verlagsgesellschaft

Strunz, Ulrich/Jopp, Andreas: *Topfit mit Vitaminen,* Deutscher Taschenbuch Verlag

Zulley, Jürgen/Knab, Barbara: *Die kleine Schlafschule. Wege zum guten Schlaf;* Herder

Bücher aus dem Gräfe und Unzer Verlag

Aign, Waltraute/Muskat, Erich/Elmadfa, Ibrahim/ Fritzsche, Doris: *Die große GU Nährwert-Kalorien-Tabelle*

Betz, Andrea: GU Kompass *Die richtige Ernährung bei Bluthochdruck, Übergewicht, Diabetes, Gicht, Cholesterin*

Bohlmann, Friedrich: *Cholesterin senken*

Bopp, Annette/Breitkreuz, Thomas: *Bluthochdruck senken. Das 3-Typen-Konzept*

Cavelius, Anna/Pape, Detlef/ Ilies, Angelika: *Schlank im Schlaf für Frauen*

Froböse, Prof. Dr. Ingo: *Das neue Rückentraining, Mit 5-Minuten-Programm*

Hüther, Gerald/Nitsch, Cornelia: *Wie aus Kindern glückliche Erwachsene werden*

Pape, Detlef/Schwarz, Rudolf/ Trunz-Carlisi, Elmar/Gillessen, Helmut: *Schlank im Schlaf. Die revolutionäre Formel: So nutzen Sie Ihre Bio-Uhr zum Abnehmen*

Pospisil, Edita: GU Kompass *Cholesterin*

Schuster, Jürgen/Kümmerle, Susanne: *Der Schlaftrainer, 4 Schritte zu gutem Schlaf*

Vagedes, Dr. med. Jan/Soldner, Georg: *Das Kinder-Gesundheitsbuch. Krankheiten ganzheitlich vorbeugen und heilen*

ADRESSEN

Dr. med. Carsten Lekutat
c/o kick.management GmbH
Burgunderstr. 8
50677 Köln
www.gesundmacher.de
Auf der Website des Autors finden Sie Wissenswertes und Hilfreiches zu den Themen Gesundheit, Ernährung und Fitness. Außerdem können Sie die »Gesundmacher«-Sendungen in der WDR-Mediathek ansehen.

Für den Notfall

112
Die europaweit gültige Notrufnummer. Wählen Sie im Notfall diese Nummer. Sie ist kostenlos und funktioniert – ohne Vorwahl – sowohl mit dem Festnetztelefon als auch mit dem Handy.

116 117
Die neue, deutschlandweit gültige Rufnummer für den ärztlichen Bereitschaftsdienst. Wählen Sie diese Nummer, wenn Sie außerhalb der normalen Sprechzeiten einen Arzt benötigen.

www.gizbonn.de
Die Informationszentrale gegen Vergiftungen berät beim Verdacht auf eine akute oder chronische Vergiftung durch Medikamente, Pflanzen, Drogen, Tiere, Pilze, Haushaltmittel oder Chemikalien. Der Giftnotruf ist rund um die Uhr telefonisch erreichbar.

Kinder

bvkj Berufsverband
Kinder- und Jugendärzte
www.kinderaerzte-im-netz.de
Die Gesundheitsplattform des Verbandes informiert aktuell über Kinderärzte in Ihrer Nähe, Notfalldienste, erste Hilfe und Gesundheitsthemen, erste Vorsorge, Impfung und Krankheiten von A–Z.

ADHS Deutschland e.V.
Bundesgeschäftsstelle
Postfach 41 07 24
12117 Berlin
www.adhs-deutschland.de
Auf dieser Website finden Sie Informationen zum Krankheitsbild ADHS, können sich telefonisch beraten lassen und Kontakte zu Selbsthilfegruppen knüpfen.

Forschungsinstitut für
Kinderernährung (FKE)
Heinstück 11
44225 Dortmund
www.fke-do.de
Das FKE entwickelt Ernährungskonzepte für Kinder und gibt Tipps zur gesunden Ernährung von Babys und Kindern. Leckere Rezepte ergänzen das Angebot.

Gesundheit und Ernährung

Aktion Gesunder Rücken e.V. (AGR)
Postfach 103
27443 Selsingen
www.agr-ev.de
Rückenschmerzen sind die Volkskrankheit Nummer eins. Hier werden alle Informationen rund um den Rücken gesammelt, und Betroffene werden über die Ursache von Rückenleiden aufgeklärt. Zahlreiche Informationsbroschüren zu Themen wie rückengerechte Produkte, rückengerechtes Verhalten im Alltag und vieles mehr.

aid infodienst
Ernährung, Landwirtschaft, Verbraucherschutz e.V.
Heilsbachstraße 16
53123 Bonn
www.aid.de
www.was-wir-essen.de
Der aid informiert mit Steckbriefen über Lebensmittel und über Schadstoffe in Lebensmitteln, gibt Tipps zur richtigen Ernährung bei bestimmten Krankheiten und hält Informationen für alle Altersgruppen rund ums Thema Ernährung bereit.

Bundesministerium für
Familie, Senioren, Frauen
und Jugend
Glinkastr. 24
10117 Berlin
www.bmfsfj.de
*Hier finden Sie Informationen
zu Leistungen des Staates für
Familien, aber auch für ältere
Menschen und Jugendliche. Sie
können unter »Publikationen«
Broschüren zu verschiedenen
Themen bestellen oder direkt
über ein Servicetelefon offene
Fragen klären.*

Bundeszentrale für gesundheitliche Aufklärung (BZgA)
Postfach 91 01 52
51071 Köln
www.bzga.de
*Die BZgA hat sich die Gesund-
heitserziehung und Gesundheits-
förderung zum Ziel gesetzt und
hält eine Vielzahl von Broschüren, Unterrichtsmaterialien,
Filmen, Plakaten, Ausstellungen
und Arbeitsmappen zu Themen
rund um die Prävention von
Krankheiten bereit.*

Deutsche Gesellschaft
für Chirotherapie und
Osteopathie e.V. (DGCO)
Widenmayerstr. 17
80538 München
www.dgco.de
*Informationen über Chirothera-
pie und Osteopathie sowohl für
Mediziner als auch für Laien.*

Deutsche Gesellschaft für
Ernährung e.V.
Godesberger Allee 18
53175 Bonn
www.dge.de
*Informationen rund um die ge-
sunde Ernährung, Ernährungs-
beratung zur Reduzierung von
Übergewicht und Veröffent-
lichungen zu den einzelnen
Lebensmitteln.*

Diätverband
Kelkheimer Str. 10
61350 Bad Homburg
www.diaetverband.de
*Zusammenschluss der diäte-
tischen Lebensmittelindustrie.
Informiert auf dieser Website
über diätetische Lebensmittel.
Wissenswertes über Schluckstörungen.*

Robert-Koch-Institut
Postfach 65 02 61
13302 Berlin
www.rki.de
*Informationen und zahlreiche
Studien zu den verschiedenen
Gesundheitsthemen, Impfungen
und Infektionskrankheiten.*

Verband für unabhängige
Gesundheitsberatung
Deutschland
Sandusweg 3
35435 Wettenberg/Gießen
www.ugb.de

*Unabhängige Informatio-
nen für Verbraucher von der
Säuglings- über Kinder- bis zur
Seniorenernährung. Kongresse,
Fachtagungen und Seminare
zu einer gesundheitsfördernden
Lebensgestaltung. Zahlreiche
Vollwertrezepte.*

Österreichische Gesellschaft
für Ernährung
Zimmermanngasse 3
A-1090 Wien
www.oege.at
*Alles rund um die Ernährung,
Informationen zu neuen
ernährungswissenschaftlichen
Erkenntnissen, zahlreiche Pub-
likationen, u. a. Herausgabe der
Zeitschrift »Ernährung aktuell«.*

Schweizerische Gesellschaft
für Ernährung
Schwarztorstr. 87
CH-3001 Bern
www.sge-ssn.ch
*Informationen zu einer ausge-
wogenen Ernährung, mit Test
zu den persönlichen Essgewohn-
heiten und zum Kalorienbedarf.
Merkblätter u. a. über Ernährung und Krankheiten.*

REGISTER

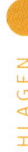

Weiterlesen tut gut.

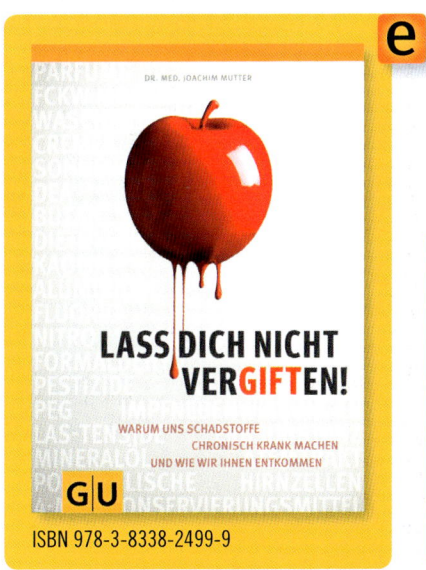
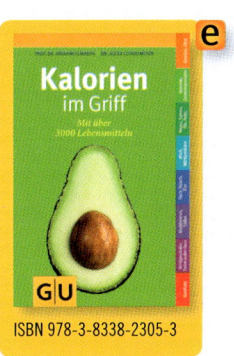
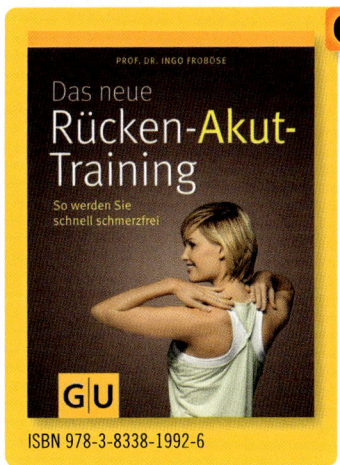
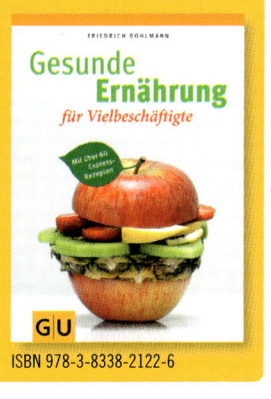
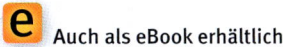
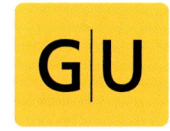

IMPRESSUM

© 2013 GRÄFE UND UNZER VERLAG GmbH, München
Alle Rechte vorbehalten. Nachdruck, auch auszugsweise, sowie Verbreitung durch Bild, Funk, Fernsehen und Internet, durch fotomechanische Wiedergabe, Tonträger und Datenverarbeitungssysteme jeder Art nur mit schriftlicher Genehmigung des Verlages.

Projektleitung: Christine Kluge
Lektorat: Irmela Sommer
Korrektorat: Bernhard Edlmann

Umschlaggestaltung und Layout:
independent Medien-Design,
Horst Moser, München
Herstellung: Martina Koralewska
Satz: Uhl + Massopust, Aalen
Lithos: Longo AG, Bozen
Druck und Bindung:
Druckhaus Kaufmann, Lahr

ISBN 978-3-8338-3397-7

1. Auflage 2013

 www.facebook.com/gu.verlag

Umwelthinweis
Dieses Buch wurde auf chlorfrei gebleichtem Papier gedruckt. Um Rohstoffe zu sparen, haben wir auf Folienverpackung verzichtet.

Illustrationen:
Orlando Hoetzel

Coverfoto:
Julia Schoierer

Syndication:
www.jalag-syndication.de

Wichtiger Hinweis
Die Ratschläge in diesem Buch stellen die Meinung beziehungsweise Erfahrung des Verfassers dar. Sie wurden vom Autor nach bestem Wissen erstellt und mit größtmöglicher Sorgfalt geprüft. Dennoch können nur Sie selbst entscheiden, ob die hier geäußerten Vorschläge und Ansichten auf Ihre eigene Lebenssituation übertragbar und für Sie passend und hilfreich sind. Keinesfalls bieten diese jedoch Ersatz für eine kompetente medizinische oder therapeutische Beratung.
Weder Autor noch Verlag können für eventuelle Nachteile oder Schäden, die aus den im Buch gegebenen praktischen Hinweisen resultieren, eine Haftung übernehmen.

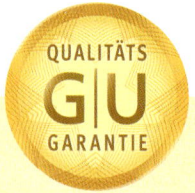

Liebe Leserin, lieber Leser,

haben wir Ihre Erwartungen erfüllt? Sind Sie mit diesem Buch zufrieden? Haben Sie weitere Fragen zu diesem Thema? Wir freuen uns auf Ihre Rückmeldung, auf Lob, Kritik und Anregungen, damit wir für Sie immer besser werden können.

GRÄFE UND UNZER Verlag
Leserservice
Postfach 86 03 13
81630 München
E-Mail:
leserservice@graefe-und-unzer.de

Telefon: 0800 / 723 73 33*
Telefax: 0800 / 501 20 54*
Mo–Do: 8.00–18.00 Uhr
Fr: 8.00–16.00 Uhr
(* gebührenfrei in Deutschland)

Ihr GRÄFE UND UNZER Verlag
Der erste Ratgeberverlag – seit 1722.

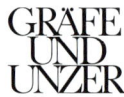

Ein Unternehmen der
GANSKE VERLAGSGRUPPE